西洋医学とはことなる道を
探しているあなたへ

「原因思考」の健康改革

Bioresonanz nach Paul Schmidt
— ein ursachenorientierter Ansatz zur Gesunderhaltung

ドイツ振動医学推進協会
ヴィンフリート・ジモン＝著

パウルシュミット・クリニック院長
ケルスティン・ポイシェル＝監修

イースト・プレス

はじめに

あなたにとって、健康とは何でしょう?

健康とは、いくつになっても自分の意志で好きなことができる、好きなところへ行ける、好きなものを食べられる、つまり、自由にからだを動かせることと私は考えています。

ある日本人医師曰く、病気になっても人はもともと自然に治るようにできている、そのための自然治癒力、免疫力を常に一定レベル以上に保てばよい。

それには様々な方法がありますが、本書ではドイツ発の手軽に使える道具を紹介します。


そもそも健康診断は何のためにあるのでしょうか。誰もが健康で活き活きと人生を送れることです。医療費の削減も大事なポイントです。

健康診断の結果の判定に思い当たることがあれば、「ああ……やっぱり」と感じ、「要再検査」と出ても今のところは特に問題になりそうな自覚症状がなければ気にしないでまた一年過ごしてしまう人もいらっしゃると思います。

入院や手術というおおごとになる前に予防する、昔日本にいた時に「転ばぬ先の杖」ということわざを教えてもらいました。私が本書でお話ししたいのはまさにこの「杖＝道具」のことです。

それは私が使っている「バイオレゾナンス実践機」という「杖」です。

この「杖」を使うタイミングは健康診断の結果に関わらず、いつからでもいいと私は考えています。

ヒトは生命力を、地球の大地から、そして宇宙から7つのメインチャクラを通じて取り込むとパウル・シュミットは言います。

その生命力はヨガで言う「プラーナ」であり、中医学で言う気・血・水の「気」に該当します。

気は血液、津液（水）と同様、からだの中を流れていると考えられています。ドイツではEnergetik（名詞）、energetisch（形容詞）という言葉を使っています。英語だとenergetics（エネルギー論）に該当すると思います。

その流れを表すのに、本書では微細波、微細流という言葉を使うことにします。また、各所でエネルジエティックという言葉を使いますが、意味するところは同じです。

バイオレゾナンス実践機とは

問題になっているからだの場所を特定するため、そして、からだの不調の原因と考えられる住まいの環境、食べもの、衣類や装着品を特定するため、パウル・シュミットはエネルジエティック・ブロッケードを数値化して測定ができるバイオレゾナンス実践機を発明しました。その0から100までの数値を私たちは周波数と呼んでいますが、電気の分野で言うヘルツとは異なります。

からだのある部位にブロッケードがあると、特定の周波数で共鳴が見られます。その周波数を続けて送るとやがてブロッケードは解けることが分かりました。これが1975年にドイツのエンジニア、パウル・シュミットが確立した「パウル・シュミットのバイオレゾナンス理論」です。

ブロッケードがどこにあるかを突きとめ、それを解除すれば、あとは本人が自分の力で治していきます。ですから、バイオレゾナンス実践機の利用分野は限定されることなく、すべてのからだの部位、臓器、器官が対象になります。

パウル・シュミットのバイオレゾナンスは、シンプルです。シンプルでありながら、問題発生のメカニズムを的確にとらえています。

人間の身体には、生命エネルギーのルートが多数存在します。そのルートがブロックされ、微細波の流れが悪くなったり、止まったりしてしまうと、そこに問題が発生するのです。細胞や臓器に「いのち」を与えているものが行かなくなるのですから、当然のことです。このように微細波の流れが阻害された状態を、「エネルジェティック・ブロッケード」（微細波の滞り）といいます。

微細波の滞りが発生した場所は、細胞や臓器のライフパワーが低下するので、正常に機能しなくなり、さまざまな問題が現れてきます。

かつて私たちがドイツで、エルマー・ウルリッヒ氏のクリニックを訪れたとき、ウルリッヒ氏は私たちに向かって、はっきり断言しました。

「あらゆる病気は、微細波の滞りが原因です。私は医者ですが、私にできるのは、その滞りを解消することだけです。実際、それだけで患者さんの大半は治っています。この方法で治らないのは、いわゆる難病のような、難しい病気ではありません。何らかの理由でエネルジェティック・ブロッケードが正しく突き止められなかったとか、脱臼や捻挫のように物理的な対処が必要な場合です。」

つまり、成人病のような慢性病であろうと、感染症であろうと、ほとんどの病気はエネルジェティック・ブロッケードがその原因になっているというのです。

もちろん西洋医学の医師で医学博士のウルリッヒ氏は、現代医学が解明した病理を否定しているのではありません。病理的なメカニズムの背景には、エネルジェティックな問題があると指摘するのです。

たとえば、西洋医学はその病理学から、さまざまな薬を開発しました。慢性病の薬のほとんどは、病気の進行を防いだり、症状を抑えたりする目的で用いられます。しかしその薬がうまく効かないケースも少なくありません。そういう場合も、どこかにエネルジェティック・ブロッケードが存在している可能性が極めて高いのです。ハーモナイズ（ブロックを解除する働きかけ）でブロッケードを解消すると、今まで効かなかった薬がよく作用するようになります。

そのようなことも含めてウルリッヒ氏は、「私にできることは、微細波の滞りを解消することだけです」と言ったのだと思います。

私は長年薬事コンサルタントとしてクスリの業界に携わってきました。クスリのおかげで健康を回復した人はたくさんいらっしゃいます。ですが、クスリは反対に読むとリスクになるように、同じものを長期にわたって摂取するとほかの臓器・器官に影響が出る可能性が高いことも事実です。

長期にクスリを飲まない、使わないで済む方法を考えませんか？

日本は国民皆保険制度が確立されていて、病気になったらかかりつけの先生に診てもらえば心配ない、と思っている人が多いと想像します。最近はサプリを摂って自ら健康に気を付けている人が増えました。しかし、いざとなると自分自身のからだなのに具体的な治療方法については100％医師におまかせの人がほとんどのように見受けられます。

中には、いや本当はクスリや手術を避けたいけれど、どうすればよいか分からない、という人もいるでしょう。この本はそのような人にぜひ読んでいただきたいし、自分のからだは自分で守るという自発的な意思を持ってほしいと願っています。

私は1964年9月から翌年の4月まで上智大学で経済学と社会科学、日本語を勉強しました。そのときは5人の子どもがいる医師の家庭に居候していました。2度目の来日は1978年8月から翌年4月までで、日本の製薬市場に関する私の博士論文準備のためでした。現在まで薬事コンサルタントとして健康、医療の分野に携わってきました。

実際に日本で生活をしたのは短い時間でしたが、私は日本の人と日本食が大好きです。納豆も好きです。

目次

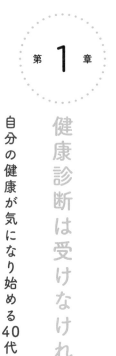

第2章

健康診断を解説する

第3章

病名より大切な原因探索。すべてのカギは微細波が握っていた

第4章 微細流の滞りを起こす原因を知る

第5章

健康寿命を延ばすための一つの選択

第1章

健康診断は受けなければいけない？

自分の健康が気になり始める40代

あなたは自分の健康には自信があるでしょうか。

これといった病気はないはずだけれど、何となくだるい、胃腸の調子が今ひとつ、血圧が高くなってきた、肌の乾燥や肌荒れが気になる、メンタルが弱くなってきた……など、40代、50代と年齢が上がるにつれて、何となく不調を感じることが多くなります。

「歳だから仕方がない」

すべてを年齢のせいにしがちですが、だんだんと症状が重く感じられるようになり、病院に行くべきか迷いながらも、

「時間がないしもう少し様子を見よう」

と、何となくごまかして過ごしている人は多いと思います。

しかし、それらの不調は体からのSOSであり、体内では何かしらの異変が起きている証拠です。原因は血液の流れや、心臓の働きが悪くなっていると考える方はどの

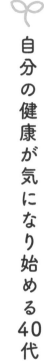

くらいいらっしゃるでしょうか。ホルモン分泌による更年期障害も関わっているかもしれませんし、内臓の機能が低下しているのかもしれません。放置しておいて良いわけはないのですが、ほとんどの人が気にしながらも生活に追われて後回しにしがちです。

「健康診断は会社で義務付けられているから仕方ない」と受けている人もいれば積極的に自分の健康を考えて受診している方もいるでしょう。

いずれにしても健康診断の結果が手元に届き、開封するときにはなぜかドキドキしてしまいます。自分の健康状態に自信がある、ないに拘らず、通信簿を開くときのように「評価」が気になってしまうのです。

でも、本当にその結果を真摯に受け止めて、健康維持に活用しようとしている人はどれくらいいるでしょうか。

結果をもらったときには「これはマズイ」と慌てたり、家族から「ほらみたことか」と指摘されたりして、生活を見直そうと考えるものの長続きしないという人が多いのではないかと思います。

健康診断の数週間前から食事に気を付けるとか、断酒をするとか、そんな人も少なくないと聞きます。こうなると本末転倒です。結果が少しでも良くなるように、ちょっとした小細工をしているだけ。まるで試験勉強の一夜漬けのようです。前日に頭に詰め込んだ知識は、そのほとんどを試験終了と同時に忘れてしまう、あれと似たようなものです。特に体重や体脂肪の数値は、検査前の数週間頑張れば多少の変化はあるかもしれませんが、普段の健康状態として記録することに意味はありません。もちろん、検診前の努力を継続できていれば話は別です。

健診と検診は違う⁉

ここでひとつ知識として知っておいてほしいのは、体をチェックする診断には、「健診」と「検診」の2種類があるという点です。読み方は「けんしん」と同じですが、意味合いは異なります。

健診は健康診断の略で健康状態をチェックするのがメインです。血液検査や尿検査、身体測定、X線検査などを行う「一般健康診断」と、40歳～74歳が対象となる生活習慣病の予防や早期発見を目的とした「特定健康診査」が実施されます。健診結果は各検査結果の数値とともに、「A」から「F」の6段階などで総合判定結果が表示されます。

検診は、特定の臓器や部位の詳しい検査が目的です。内視鏡やCT、超音波、MRIなどを使い、胃がん、大腸がん、肺がん、子宮がん、乳がん、歯科などの検査を行います。

人間ドックは健診と検診を合体させたものです。

健康診断の総合判定の読み方を知っておきましょう

健康診断の結果が戻ってきたとき、多くの人が注目するのは「総合判定」のAからFのアルファベットだと思います。機関によって多少表記が異なりますが判定は次の通りです。

Ａ「異常なし」今回の検査では異常は認められなかった。

Ｂ「わずかな所見あり」日常生活に支障なし。次回の健診まで経過を見る。

Ｃ「要観察」軽度の異常あり。〇か月後に「再検査」を推奨。

Ｄ「精密検査」異常所見あり。より詳しい検査を受ける。

Ｅ「要治療」明らかな異常あり。紹介状などの対応により、できるだけ早く治療を受ける。

Ｆ「治療中」現在治療中。


Ａは問題なし、Ｂも検査の精度から考えると異常とは考えられない範囲。自覚症状がなければ、ＡとＢはこのまま過ごしてよい、優秀な結果となっています。

Ｃはどうでしょうか。軽度の異常で治療の必要はない状態。「いますぐに病院に行かなくてもいい」とも捉えることができます。判定の詳細として「〇か月後に再検査を受けましょう」と記載されてはいますが、実際は、そのうち受診しようと思って過ごしているうちに、次の健康診断がやってきてしまったという声も聞きます。

さすがにD判定を受けると、ほとんどの人が再検査を受けるでしょう。ただし健康診断の検査は簡易的なものです。必ずしも異常所見が治療の必要な病気とは限りません。

Eは明確な異常が認められているので、できるだけ早く治療を開始しなければならない状態です。健診を受けた医療機関によっては、健康診断の判定結果を渡す前に、電話で異常を知らせてくれることもあります。

第2章

健康診断を解説する

健康診断や人間ドックの結果は、難しい言葉やさまざまな単位が使われていて、読み解くのが難しいと感じているかもしれません。確かに、並んでいる数字だけを見ていてもわかりにくく、結局は判定結果のアルファベットしか目に入らない人がいても当然です。

そこで、ここでは数値に異常が出たときに気になる、健康診断の主な結果の見方について私の分かる範囲で簡単に説明したいと思います。健康診断を受ける医療機関によって、検査項目に違いがあったり、基準値の設定が異なったりする場合があります。あくまでも一例として捉え、ご自身が受けた健康診断の結果を見る際の参考にしてください。

自分の体の中で起きていることを確認する。それが健康診断や人間ドックの目的です。さらに、この章の後半ではパウル・シュミットのバイオレゾナンスで原因と考えられている項目についてもお話しします。

BMI（体格指数）

肥満そのものは病気ではありませんが、肥満度が高いと血液中の脂質の数値が高くなる傾向にあります。身長に対する体重の割合を換算し、肥満度として表しています。

腹囲（メタボリックシンドローム）

腹囲が大きい場合、皮下脂肪と内臓脂肪がついていると予想できます。健康上、問題となる内臓脂肪が多いと、血圧、血糖、脂質にも異常が見られる例が多いので、腹囲と総合的に評価してメタボリックシンドロームの診断が行われます。

以降の項目は厚生労働省の健康情報サイトと東京大学保健センターのウェブサイトから引用しています。

骨密度

骨を構成するカルシウムなどのミネラル成分のつまり具合。骨の単位面積当たりの骨塩量で算出されます。

骨密度は骨の単位面積（cm^2）当たりの骨塩量（g）で算出され、骨粗鬆症の診断基準としても利用されています。

高血圧

殆どの場合は原因をはっきりと特定することができない本態性高血圧です。全体の約9割を占め、遺伝的要因と生活環境が複雑に絡み合って発症すると考えられています。

本態性高血圧の最大の原因は、食塩のとりすぎで、若年・中年の男性では、肥満が原因の高血圧も増えています。飲酒、運動不足も高血圧の原因です。高血圧は喫煙と並んで、日本人にとって最大の生活習慣病リスク要因です。

残りの1割程度は、腎臓や内分泌、血管や神経の病気など、高血圧の原因が明らかなもので、二次性高血圧と呼ばれています。

コレステロール

人間の体に存在する脂質のひとつです。コレステロール自体は細胞膜・各種のホルモン・胆汁酸を作る材料となり、体に必要な物質です。2割〜3割が体外からとり入れられ、7〜8割は糖や脂肪を使って肝臓などで合成され、その量は体内でうまく調整されています。

生活習慣病の因子として取り上げられているのは、肝臓のコレステロールをからだ全体に運ぶ役割を持つLDLと、体内の血管壁にたまったコレステロールを肝臓に運ぶ役割を持つHDLがあります。LDLは体にコレステロールを貯めるので「悪玉」、HDLは回収するので「善玉」と呼ばれています。

このふたつのコレステロールのバランスが崩れて、血液中のコレステロールが過剰となるのが、脂質異常症と呼ばれる状態です。コレステロールが不足した場合も免疫機能の低下を招き、脳出血の危険を増加させます。

AST（GOT）・ALT（GPT）

AST（GOT）、ALT（GPT）はともにアミノ酸をつくり出す酵素で、肝臓などの細胞が障害を受けると血液中に流れ出し血中濃度が上がります。両者とも肝臓に含まれていますが、ASTは心臓に最も多く含まれ、また肝臓以外にも骨格筋などにも含まれているため、ASTとALTの数値を調べることで、障害を受けた部位が心臓なのか肝臓なのか、また筋肉などそれ以外の部位なのか判断する手がかりとなります。ALTの大部分は肝細胞に含まれるので、ALTの数値が高い場合は、肝臓の病気が疑われることになります。

ASTがALTよりも高いときは、肝硬変、肝臓がん、アルコール性肝炎、心筋梗塞などが疑われ、ALTがASTよりも高いときは、慢性肝炎、ウイルス性肝炎などが疑われます。

γ-GTP

γ-GTPはアミノ酸を分解する酵素で、肝臓の解毒作用に関係しています。アルコールに敏感に反応し、アルコール性肝障害や肝汁の通り道である肝道に障害があると数値が上昇します。個人差がありますが、数値が100を超えると脂肪肝が進み、200を超えると胆石や胆道がんなどによって胆道が詰まっている心配もあるので、さらに詳細な検査を受ける必要があります。

他の肝機能検査に異常がなくγ-GTPの数値だけが高いときは、アルコールの飲みすぎが考えられます。また、薬を長期間服用している場合にも上昇することがあります。

以降の項目は厚生労働省の健康情報サイトと東京大学保健センターのウェブサイトから引用しています。

尿酸

尿酸は新陳代謝の結果生じる老廃物で、最後は尿とともに体外に排出されます。いろいろな要因で体内に増えすぎることがあります。

尿酸が増える原因は

・尿酸が体内で多く産生される（アルコール、食事、肥満、先天性代謝異常や疾患）

・尿酸の排泄が悪い（体質、脱水、アルコール、食事、肥満）などが考えられています。

高尿酸の状態を放っておくと、痛風、腎障害、尿路結石、動脈硬化の原因となります。また、生活習慣病の高血圧・肥満・糖尿病・脂質異常症を併せ持つことが多く、これらが一層進んでしまうことがあります。

クレアチニン

クレアチニンは、筋肉が運動をする際に必要なエネルギーを生み出したあとの老廃物でそのほとんどが腎臓から排泄されます。腎機能に障害または能力の低下がある場合は、ろ過しきれずに血中に残ることになります。そのため、血液中のクレアチニンが高い場合には腎機能障害を、低い場合は筋肉に関わる異常を想定します。

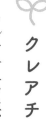

その他の血液検査

赤血球は肺で取り入れた酸素を全身に運び、不要となった二酸化炭素を回収して肺へ送る役目を担っています。ヘモグロビンとは、赤血球中の大部分を占めている血色素のことで、ヘムという色素とグロビンというタンパク質からできています。赤血球中のヘモグロビンは、酸素を体内の組織に運び、かわりに二酸化炭素を受け取って肺まで運んできて放出し、再び酸素と結びついて各組織に運ぶという重要な働きを担っています。ヘマトクリット値とは、血液中に占める赤血球の全容積を%表示した値です。

白血球は細菌などから体を守る働きをしています。

血小板は、出血したとき、その部分に粘着して出血を止める役割を果たしています。

血糖値

血糖値は、血液中に含まれるブドウ糖（グルコース）の濃度のことです。食事中の炭水化物などが消化吸収されブドウ糖となり血液に入ります。このため血糖値は健康な人でも食前と食後で変化します。

血糖の濃度が上昇すると、すい臓から分泌される「インスリン」というホルモンの働きにより、ブドウ糖が身体の細胞に取り込まれ、エネルギー源として利用されます。

余分なブドウ糖はグリコーゲンへ変換され血糖値を下げます。グリコーゲンは肝臓や筋肉に貯えられます。

一方、空腹になると血糖値が下がります。そうすると同じくすい臓から分泌されるホルモン「グルカゴン」などの働きにより、肝臓などに貯蔵されたグリコーゲンをブドウ糖に分解させエネルギーとして使い、血糖値を正常に戻します。

たんぱく尿

健康な人の尿にはごく微量なたんぱく質が含まれますが、一定量以上のたんぱく質が排泄されることをたんぱく尿といいます。

腎臓は老廃物を含んだ血液を濾過し、尿を作る働きがあります。このとき身体にとって必要なたんぱく質は再吸収されて血液に戻ります。しかし腎臓や尿管など泌尿器の機能に異常があると、たんぱく質が再吸収されずに尿中に排泄されてしまうことがあります。

からだの不調の原因として考えられること

次に、パウル・シュミットのバイオレゾナンスで不調の原因と考えられる項目について説明します。

パウル・シュミットのバイオレゾナンスではどのような不調にも共通する、基本のチェック項目があります。健康診断の検査項目と比べると、その内容は全く違うことが分かります。

からだの不調の原因として次のことに関するエネルジェティックな負担の有無を調べます。

①電磁波の影響、
②ジオパシー（水脈や断層などからの影響）、
③酸とアルカリのバランス、
④栄養素（ミネラル、微量元素、ビタミンなど）、
⑤有害物質（重金属、殺虫剤、農薬など）、

⑥酵素、
⑦アミノ酸、
⑧細菌・ウイルス・寄生虫・真菌類。

これから各項目について説明しますが、一部分あとの章でも補足しています。

今まで聞いたことのない内容が多いかもしれませんが、胡散臭さを感じるのではなく、好奇心をもって読んでいただけたら嬉しいです。

①電磁波の影響。
住まいやオフィスの空間に漂っている電磁波を光化学スモッグの表現を借りてE－Smogとかエレクトロスモッグと呼んでいます。

日本では、ほとんどの人たちが電磁波は安全で害はない、と思っているようです。

まだ確証には至っていませんが、注意をするように勧めている公的機関があります（5章で説明します）。

身体に負荷がかかる電磁波は電気製品の電源コードをコンセントに差し込む、電源スイッチをオンにする、携帯・コードレス電話やＷｉＦｉを使うときに生じます。

つまり、次のような場合です。

・１００Ｖの電源につなぐ　↓　交流電場
・スイッチオンで電流が流れる　↓交流磁場
・電波を送受信する　↓　高周波

ほかに直流電場、直流磁場がありますが、特に右記の３つに注意が必要です。

ドイツのバウビオロギー（建築生物学）では寝室を中心に、住まいのガイドラインを定めています。

パウル・シュミットのバイオレゾナンスを実践している人たちは電磁波の影響について、次のように考えています。

私たちの身体はアンテナのように環境の交流電場を取り込み、からだに電圧がかか

表1　エレクトロスモッグ　—
バウビオロギー＋エコロギー研究所のガイドライン

	単位	目立たない	少し目立つ	非常に目立つ	極端に目立つ	主な発生源
交流電場（低周波）	V/m	1以下	1～5	5~50	50以上	配線、延長コード、電気製品、コンセント、照明
交流磁場（低周波）	nT	20以下	20~100	100~500	500以上	変圧器、電線、自動車、電車、高圧送電線
高周波（電磁波）	μW/㎡	0.1以下	0.1~10	10~1000	1000以上（1mW以上）	携帯基地局、コードレスフォン、無線LAN（Wi-Fi）、レーダー
直流電場（静電気）	V	100以下	100~500	500~2000	2000以上	化繊、ビニールクロス、ぬいぐるみ
直流磁場（金属）注1（コンパスのずれ）	μT（度）	1以下（2以下）	1～5（2～10）	5～20（10～100）	20以上（100以上）	金属製品、ベッドスプリング

寝室では「目立たない」欄の数値を推奨、その他の居住スペースやオフィスでは「少し目立つ」欄の数値内に入ることが勧められます。「非常に目立つ」欄に該当する環境はバウビオロギーの観点から、もはや受け入れられない状態です。改善の対策を講じる必要があります。「極端に目立つ」欄に該当したら直ちに処置が必要です。

ります。

そして電流が体組織に流れると、細胞や神経を刺激します。免疫系、神経系、ホルモン系などの制御中枢は、直流電場や交流電場によって敏感に反応し、乱される可能性があります。

具体的には、携帯電話などが発するパルス変調波（高周波）が松果体のメラトニン産生を抑制する（睡眠障害）、血液脳関門が開かれる、カルシウムイオンとマグネシウムイオンの排泄が増加する、心臓の鼓動に影響を与える、免疫システムに影響を与える、細胞の酵素活性が変化する、細胞分裂とＤＮＡ合成に影響を与える可能性が言われています。

②ジオパシー（水脈や断層などからの影響）
私たちが暮らす地球の大地は、寝室のように長期にわたって同じ場所にいることで体調を崩すことがあると考えられています。ジオパシーとは水脈、断層などが、そこに住むヒトや動植物にエネルジェティックな負担を与えることを言います。

図 1

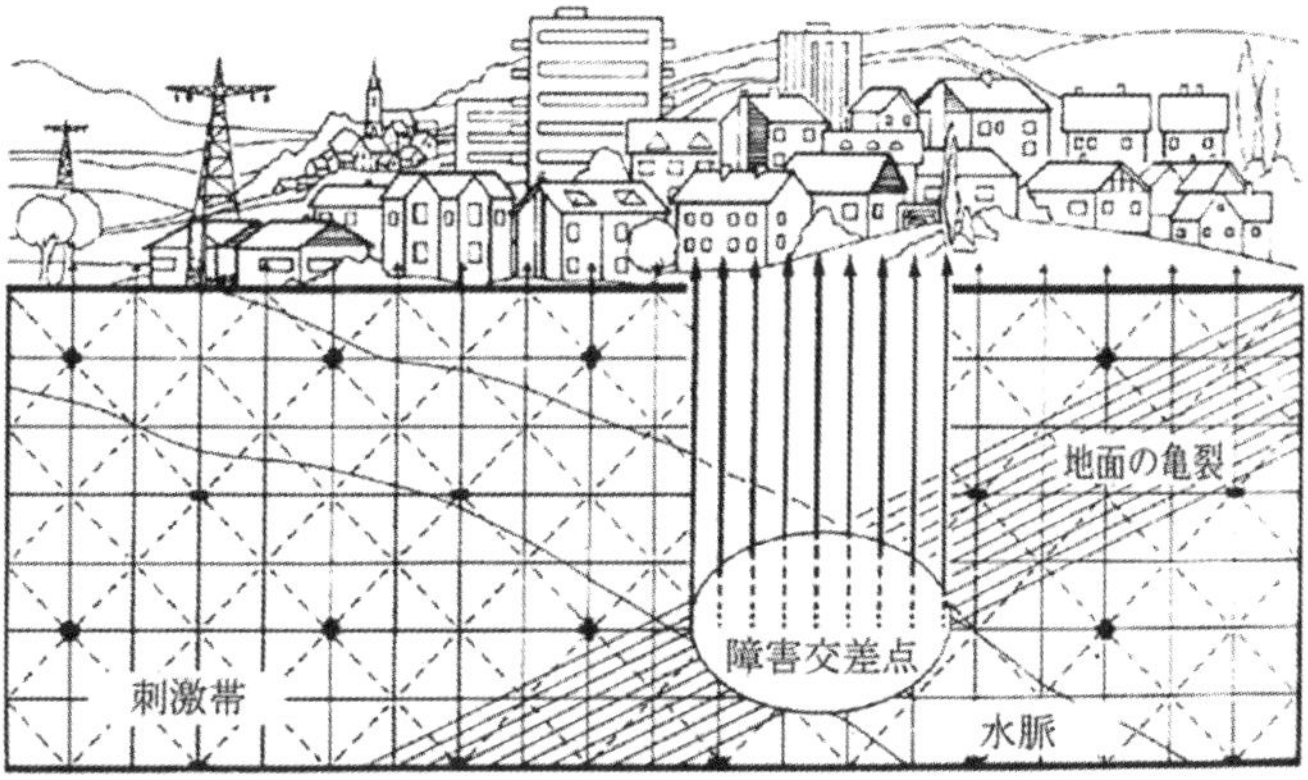

広域碁盤目はどこにも存在します。水脈や断層・地面の亀裂、そして広域碁盤目が交差している所を障害交差点と呼び、ジオパシーの強い地点になります。

水脈

水脈とは地下水脈のことです。水の動きは摩擦電流を引き起こし、その地点の上方で電磁場として感知することができます。水脈の水と地球の含水層は非常に導電性が高いので、水脈は地球内部からの放射に影響を与えます。水脈は時間とともに方向や位置を変えることがあります。

水脈の流水は、その上方で寝ている人の生命力を弱める可能性があります。

断層

断層とは、さまざまな形の地殻のずれを言います。岩盤に割れ目が生じるときには、異なる電荷を帯びた大地の層が重なり合って衝突することがあります。

大地の層はプラスかマイナスの極性をもっているか、電荷を帯びていないこともあります。断層ができることで、その場所の電磁場が強くなったり、弱くなったりします。昔の亜鉛炭素電池（マンガン電池）からイメージできるかもしれません。

広域碁盤目

発見者の名前をとっていくつかの碁盤目がありますが、基本的にどの碁盤目（グリッド）にも共通点があります。それは、格子の線が交差するポイントでは放射＝刺激が著しく強くなることです。

ハルトマンの広域碁盤目（グローバルグリッド）は、磁気特性を持つ、自然界のエネルジエティックな放射システムと言えます。

これは、私たちの地球を取り巻く経線と緯線に似て、東西南北に格子状に存在しています。

グリッドの南北の間隔は約２・０m、東西の間隔は約２・５mです。

カリーの斜め碁盤目は同名の医師、M.Curry博士にちなんで命名されました。

グリッドの間隔は約３～３・５m（線幅は約50～70ｃｍ）で、北東・南西と北西・南東に存在しています。

ここで興味深いのは、水脈と広域碁盤目が交差するところでは、より強いエネルジエティックな負担が見られることです。

もう一つの、ベンカーシステムは立方体のサイコロのように配置され、一辺は約10～12メートル、帯幅は約80～１００センチです（いわば、ハルトマンの碁盤目４～5

本ごとにベンカー帯があることになります)。

ベンカー帯は強く分極されています。生命力を与える方向の帯と交差点があり、それらは「パワースポット」として利用できます。反対に、生命力を奪う帯や交差点はエネルジェティックな負担が大です。ベンカーライン、特に交差点では、ガンやその他の深刻な病気が著しく多く見られます。ベンカー帯は、寝室では何としても避けるべきです。

ジオパシック・ストレスの症状としては睡眠障害、寝汗、頭痛、偏頭痛、高血圧、循環器障害、静脈瘤、関節や背中の痛み、悪夢、息切れ、痛風、リューマチ、イライラ、うつ、不安などが知られています。

癌、喘息、リウマチ、多発性硬化症などの慢性疾患も、しばしば寝室での水脈や断層などが複数交差している場合に見受けられます。

③酸とアルカリのバランス

ヒトの血液はpH7・35〜7・45という弱いアルカリ性にコントロールされているから、食べ物の酸・アルカリ度を問題にしても意味がないという意見もあります。しかし、酸性食品を摂りすぎる人の体は、弱アルカリ性を保つために過重な努力を強いられているのです。その結果、様々な臓器に負担がかかります。例えば、肉や魚、チーズ、パン、ナッツ類などの酸性食品の過剰摂取は、骨のカルシウムを溶かし、骨粗しょう症の危険を高めることが知られています。骨のカルシウムを溶かすことで、血液の弱アルカリ性を維持しようとするのです。

スイスの大手食品メーカー、ネスレのウェブサイト「ネスレ・ニュートリション・スタジオ」でも酸とアルカリのバランスに触れています。そこでお勧めの野菜・果物トップ10はホウレンソウ、フェンネル、ケール、カシス、若いニンジン、アプリコット、ズッキーニ、じゃがいも、キウイ、カリフラワーです。

④栄養素

ミネラル（カルシウム、カリウム、マグネシウム、ナトリウム）、鉄、亜鉛など微量元素、脂溶性・水溶性ビタミン、乳酸菌などプロバイオティクス（共生細菌）、脂肪酸のプログラムで過不足を調べます（57ページ表2）。

⑤有害物質

重金属、セアカゴケグモ、まむしなどクモ毒・へび毒、駆除薬、ベンゼン、ベンズピレンなど環境の毒素ほか。

有害物質について、パウル・シュミットのバイオレゾナンスを実践している人たちが理解していることを整理したいと思います。

私たちのからだにとって有害なものは、初めは住まいの環境や地域の河川、工場、農地や空気中などにあって遠い存在でも、結局は鼻、口、手などの皮膚から体内に入り込んできます。

脂溶性の毒は、脂肪、神経、脳など、脂肪の多い組織に蓄積されます。ここには水銀などの重金属、木材の保護剤、柔軟剤、溶剤が入ります。

水溶性の毒は結合組織に蓄積されます。この分類には水道管などから生じる金属化合物、動物や植物の毒が挙げられます。

ホルモン活性のある毒は甲状腺、脳、生殖器官に蓄積します。殺菌剤、殺虫剤、除草剤、防カビ剤や抗生物質が挙げられます。

細菌、ウイルス、寄生虫、真菌類など、微生物の毒は一般に、細胞や神経、腸に害を与えます。

真菌類は気道に負担をかけたり、肝臓に害を及ぼします。ダニはアレルギーを引き起こします。

動物や植物の毒と、菌体の細胞壁に存在する内毒素、菌体から外へ放出される外毒素はたいてい水溶性で、たんぱく質合成を滞らせたり、イオンチャンネル（イオンを透過させる役割をもつ膜たんぱく質）をブロックします。また、細胞や神経、腸に害を与えます。

放射線は遺伝子に害を与え、粘膜、胃・腸に影響を及ぼし、外傷などの物理的影響もあります。

医薬品、環境毒、飼料に含まれる毒などの化学物質もあります。

カドミウムは骨や神経システムに、水銀は胃腸に害を与えます。柔軟剤は肝臓、腎臓、脂肪に蓄積され、化学調味料はアレルギーを引き起こしたり、神経に害を与えます。殺菌・殺虫剤は肝臓、腎臓、中枢神経システムに害となります。

毒素の負担が大きく、からだに過剰な要求がかかると、からだは体内で被害が起きないように有害物質は沈積されます。この沈積物はからだの機能を大幅に制限し、臓器不全すら起こすことがあります。ストレスや急な減量、そしてからだに負担がかかると沈積物があっという間に溶解し、中毒症状が現れることもあります。

では、毒素をどのように体外へ排出したらよいでしょうか。

十分な解毒には、からだに十分なエネルギーのあることが前提条件になります。また、個々の細胞が毒素を排出できる状態にあることが大事です。解毒の器官は肝臓、腎臓、腸、血液、皮膚、リンパ、肺です。

肝臓では有害物質を毒性の少ない物質に変え、腎臓では血液から有害物質を濾過し、塩と水分を回収します。毒性のある代謝産物は、腸のバリアに捕獲されます。腸内の細菌叢に問題があると毒素が血液に入ってしまい、それが脳まで達することもあります。

血液の役割は有害物質を解毒器官に運ぶことです。肝臓と腎臓で処理されるはずの毒素が多い場合は、皮膚を通して排出されます。また、血液の輸送が間に合わないときはリンパシステムが助けます。

肺は空気中の酸素をからだに取り入れ、要らなくなった二酸化炭素を外に出すはたらきをしていますが、肝臓や腎臓が不全の場合は、肺がより多くの解毒を担うことになり、アセトン臭を感じることがあります。

⑥酵素＝生命のモーター

ここで酵素について、パウル・シュミットのバイオレゾナンスを実践している自然療法士のベルベル・フィリップさんの経験をご紹介します。

ベルベル・フィリップさんは、かつてダニに刺されたことから半身不随になったそうです。

生の食物とは、40度以上の加熱をしていない自然のままの食品です。そこでは酵素が壊されていません。

彼女は多発性硬化症に罹患している人が生の食物によって治ったり、少なくとも状態を改善することができたりした、ということを本で読んだそうです。そこでフィリップさんは自分の食生活を変えました。調理したものは何も食べなくなりました。パンも食べない。食事は生の果物、野菜、ナッツ類、もやし類でした。3か月後には再び歩けるようになりました。8か月後には日常生活に問題がなくなり、仕事を再開しました。三年後には、体の両半身が再び繋がり、不均衡がなくなったことを感じました。

酵素に関し、これが何に含まれ、どのように効果を表し、また何とどう関連しあっているかについて集中的に学び、バリ島で休暇を過ごした間、さらに知識を深めました。そこでの食事は、例えばドリアン、パパイヤ、パイナップルのような地元の植物が基礎となりました。これらの果物に含まれている酵素が、特に高い効果のスペクトルを持つことが明らかになりました。腫瘍、感染、アレルギー、怪我、炎症、リューマチ、血管疾患に役に立つと。

フィリップさん曰く、酵素というのはアミノ酸からなるたんぱく質です。私たちの体にある20のアミノ酸から、様々な構造により約１５０００の酵素がつくられる。これらが細胞内で化学反応を制御し、それが毎秒何十億という反応に繋がるのである。交換と再生のプロセスを制御し、反応が進むよう触媒として働く。それ自身は変化することがない。呼吸、消化、心臓の鼓動のための基礎エネルギーを用意する絶え間ないプロセスは、熱量の80〜90パーセントを消費する。私たちの筋肉が消費するのは10〜20パーセントだけなのである。酵素の活動のためには、最適のｐＨ値が必要である（胃では約ｐＨ2、小腸でｐＨ8〜10）。そうでないと酵素の活動する中枢（鍵）が基質分子（鍵穴）に合わないのである。

酵素は補酵素を必要とする（例：鉄、マグネシウム、銅、亜鉛）。これは耐熱性があるが、反応の際に消費されてしまう。酵素はしかし消費されず、その効果は40度で最高になる。42度では活動が停止し、45度以上になると、分子の活動が大きすぎるために分解する。酵素はフリーラジカルを中和する。

フィリップさんは様々な酵素とその効果スペクトルを示してくれました。例えばウシやブタから取れるキモトリプシン（膵臓の機能障害に対してなど）、ウシ・ブタの膵臓から取れるトリプシン（血小板がくっつくのを妨げ、血液を薄める）などです。酵素研究者であるマックス・ヴォルフ（Worf）とヘレーネ・ベニテツ（Benitez）は、ブロメラインとパパインが効果物質であるＷｏＢｅ酵素を発明しました。パイナップルから取れるブロメラインは、心臓や循環の問題、高血圧、ニキビ、間欠性跛行、その他いろいろな問題に利用できます。腫瘍学においても使われます。腫瘍壊死因子を高め、Ｔ細胞の活動を活発にし、腫瘍細胞の細胞周期を妨害します。転移を防ぎ、皮膚がんから守り、乳がん、腸がん、胃がんでも成功を収めています。パパイヤから取れるパパインは、消化の問題、胃や腸の腫瘍の際に効果があり、傷の治癒を促進し、がん疾患の際に投入されます。がんによる体重減少に対し効果があるのです。パパイヤの実はさらに、細胞をフリーラジカルから守り、発がん性のあるウイルスを破壊します。リゾチーム（ニワトリのたんぱく質から取れる）は免疫を高め、抗細菌性です。

酵素はその活動の経過において、別の酵素の活動を引き起こします（酵素連続的相互作用）。例えば怪我をすると、止血し、痛みを和らげ、かさぶたを作り、細菌を認識し、新しい組織を作る、ということになります。酵素トリートメントは原住民の間では、8000年もの昔から見られ、例えば炎症の際にパイナップルで湿布したり、イチジクを貼り付けたりするのです。

食事に酵素を加えるときは、それが自然のままで、人工栽培ではなく、無農薬であることに気をつけなければなりません。パパイヤとパイナップルを使うときは、生産国と輸送経路に注意します。海路を伝ってコンテナで送られてくると、コンテナにはガスが入っています。手に入る限り、有機栽培のものを空輸したものの方がよいです。

フィリップさんは続けて、食事はその50パーセントが生のものであるのがよい。調理したものだけを食べると、消化性白血球増加症の危険がある。生の食物はアルカリ食品を、胃が空の状態で食べるのがよい（10分から30分で消化される。あるいは発酵が始まる）。ドライフルーツも効果がある。しかしこれは屋根の上で乾燥されることが多く（トルコなど）、太陽によって40度以上に温められてしまう可能性が高い。おいしくて特に子供にも向いているのは、ヴィクトリア・ブーテンコが発明した「グリーンスムージー」である。新鮮な香味野菜と緑黄野菜が6割、新鮮で完熟した果物が4割、それらを小さく切って純粋な泉の水とミキサーで攪拌して飲めるようにする。

日本の消化器専門医である新谷弘実博士は、定期的に大量の生の食物を食べる人の消化器官は健康である、と著書に書いています。微生物により約3000種の様々な酵素が腸内で作られるそうです。

⑦アミノ酸

アミノ酸はエネルギー産生栄養素のひとつであるたんぱく質を構成する、20種類の有機化合物のことです。ひとつでも欠けるとたんぱく質を合成することができません。アミノ酸は、自然界では数百種類以上も発見されていますが、私たちの体の元となる「たんぱく質を構成するアミノ酸」は、たったの20種類です。

私たちが肉や魚などを食べると、その中に含まれるたんぱく質は、この20種類に分解され、栄養素として吸収されます。吸収されたアミノ酸は、エネルギー源や、私たちの体をつくるたんぱく質として再構成されます。

アミノ酸は、生命活動に必須の重要な物質です。たんぱく質を構成する20種類のアミノ酸の中で、９種類は私たちを含め動物の生体内では十分量を生合成できず、食物として摂取する必要があります。これら9種類のアミノ酸を「必須アミノ酸」と呼んでいます。それに対し、糖質や脂質等から体内で合成できる11種類のアミノ酸を「非必須アミノ酸」と呼んでいます。

非必須アミノ酸は体内で合成できることから、摂取する必要はないと思われるかもしれませんが、体内の合成だけでは十分でないこともあり、必須アミノ酸と同様に十分量を摂取することが重要と言われています（59ページ表3）。

⑧細菌・ウイルス・寄生虫・真菌類

約４００種類について、それらが身体にいるのかどうか、存在の有無を確かめるのではなく、エネルジェティックな負担のリスクがあるかどうかをチェックします。

からだの不調の原因としてパウル・シュミットのバイオレゾナンスでは以上の8項目を調べます。そのほかに、心理（プシケ）とストレスもチェックします。

表2　栄養素

ミネラル物質		
	生理学的効果	考えられる問題
カルシウム	骨と歯の構築、筋肉収縮、刺激伝達、血液凝固	痙攣、血液凝固の障害、骨の障害
カリウム	神経と筋肉が興奮、ATP 構築、血圧の調整	疲れ、痙攣、心拍障害
マグネシウム	補酵素、ATP 構築、血管張力の調整、刺激伝達	心臓の問題、落ち着きがない、痙攣、抑うつ症
ナトリウム	水分および血圧の調整	高血圧・低血圧、浮腫

微量元素		
	生理学的効果	考えられる問題
鉄	L-チロシン合成、酵素の構成要素、ヘモグロビンの構成要素	疲れ、能力減退、呼吸の問題、脱毛
亜鉛	傷の治癒、神経伝達物質生成、インスリン代謝の補因子	脱毛、粘膜の障害、不妊
銅	鉄の運搬に関与、抗酸化物質、色素生成の補因子、コラーゲン合成の補因子	疲れ、妊娠障害、免疫力低下、貧血、色素障害
マンガン	抗酸化物質、軟骨合成とヒスタミン分解の補因子、アンモニアの解毒に関与	妊娠障害、食欲不振、運動器官の問題（軟骨に欠陥）
モリブデン	アルコール分解とタンパク質分解の補因子	てんかん、頭痛、夜盲症、頻脈
ヨウ素	甲状腺代謝の構成要素、細胞分裂に影響を与える	体重過多・過少、疲れ・多動性、妊娠能力、毛髪・皮膚
コバルト	B12 の構成要素、ヨウ素代謝に関与	消化の問題、抑うつ症、心筋梗塞の傾向

クロム	グルコースの利用を改善、マクロ栄養素の代謝に影響を与える	コレステロール上昇、運動失調、インスリン抵抗性が高まる
セレン	抗酸化物質、甲状腺ホルモンの補因子、抗体製造、重金属の解毒	疲れ、アレルギーの傾向、免疫力低下

ビタミン、脂溶性		
	生理学的効果	考えられる問題
ビタミンA	粘膜を健康に保つ、抗体をつくる、視力に必須	免疫力低下、粘膜の障害、夜盲症
ビタミンD	骨にカルシウムを吸収するのを促進、抗血栓性、食作用とインスリン分泌を活性化	疲れ、骨の変性、糖尿病
ビタミンE	抗酸化物質、血管拡張、血液凝固を抑制	コラーゲン分解、神経疾患
ビタミンK	血液凝固の補因子、骨と軟骨を作る	出血しやすい、関節炎、動脈硬化
ビタミンK1	血液凝固の補因子、骨と軟骨を作る	出血しやすい
ビタミンK2	血液凝固の補因子、骨と軟骨を作る	出血しやすい

ビタミン、水溶性		
	生理学的効果	考えられる問題
ビタミンC	抗酸化物質、血圧を下げる、軟骨形成、ヒスタミン分解、鉄分吸収	能力減退、免疫力低下、貧血
ビタミンB1、チアミン	エネルギー代謝の補因子、心機能を援助	食欲不振、睡眠障害、心臓の問題、神経疾患

ビタミンB2、リボフラビン	食作用とコレステロール合成の補因子、抗酸化物質、アドレナリン合成	乾燥してひび割れした皮膚、疲れ、角質の炎症、貧血
ビタミンB3、ナイアシン	ホルモン形成の補因子、抗酸化物質	衰弱、免疫力低下、胃炎、皮膚の障害
ビタミンB5、パントテン酸	多くの代謝過程における補酵素	疲れ、睡眠障害、粘膜の炎症
ビタミンB6、ピリドキシン	アミノ酸代謝の補因子、神経伝達物質の合成に関与	抑うつ症、神経疾患、免疫力低下
ビタミンB7、ビオチン	血糖調整と皮膚の合成に関与	衰弱、乾燥肌、脱毛
ビタミンB9、葉酸	セロトニン合成の補因子、細胞更新に重要	粘膜萎縮、抑うつ症、衰弱
ビタミンB12、コバラミン	ホモシステインの分解、赤血球生成の補因子、葉酸変換	衰弱、睡眠障害、神経疾患、貧血
ビタミンB17、レトリル	鎮痛、発がん抑制	

表3　アミノ酸

必須アミノ酸		
	生理学的効果	考えられる問題
L-イソロイシン L-ロイシン L-バリン	タンパク質合成に使われる、アンモニアの解毒を支援	筋肉減少、能力減退
L-リシン	コラーゲン合成に重要、カルシウム吸収を促進、抗ウイルス性	免疫力低下、骨の代謝障害
L-メチオニン	タンパク質合成に使われる、肝機能を支援	免疫力低下、傷の治癒が悪い、筋肉減成
L-フェニルアラニン	甲状腺ホルモンと神経伝達物質の合成に関与	抑うつ症、能力減退、色素の障害

L-トレオニン	粘膜形成に関与、抗体の構成要素	疲れ、免疫力低下、粘膜の障害
L-トリプトファン	睡眠・覚醒のリズムを調整、痛みの知覚を担う	頭痛、異常な食欲、睡眠障害、抑うつ症

非必須アミノ酸		
	生理学的効果	**考えられる問題**
L-アラニン	ビタミンB5の前段階、筋肉の構成要素	代謝障害
L-アルギニン(準必須)	血管を調整、妊娠能力に重要、アンモニア分解、傷の治癒を促進	心臓血管の問題、免疫力低下
L-アスパラギン	細胞壁の構成要素	免疫力低下
L-アスパラギン酸	解毒を促進、神経伝達物質の構成要素	能力減退、抑うつ症
L-システイン	タンパク質の構成要素、抗酸化物質、解毒を促進	感染症、脱毛
L-グルタミン	タンパク質合成を促進、グルタチオンの構成要素、腸の粘膜に重要	能力減退、腸の粘膜の障害
L-グルタミン酸	抗酸化物質、神経伝達物質の前段階	疲れ、睡眠障害
L-グリシン	抗体の生成、抗酸化物質、解毒を促進	炎症を起こしやすい、免疫力低下
L-ヒスチジン(準必須)	ヒスタミン合成と炎症制御に関与	記憶力の低下、消化の問題、免疫力低下
L-プロリン	結合組織、腱、骨の構成要素	運動器官の問題
L-セリン	神経細胞の構成要素、酵素を活性化・不活性化する	記憶力の低下、免疫力低下
L-チロシン	甲状腺ホルモンと神経伝達物質の合成	ストレスを受けやすい、能力減退

第3章

病名より大切な原因探索。すべてのカギは微細波が握っていた

今、体の中で何が起きている？

検査で体のどこかに異常が見つかったとき、私たちの体の中では何が起きているのでしょうか。西洋医学をもとに考えると、「血圧が高くなっている」「レントゲンで肺に影が写った」「尿にたんぱくが出ている」といったように、起きている症状から不具合の原因を想定して、治療が開始されます。

例えば、病院で医師から「原因は分からない」と言われたらどうしましょうか？

パウル・シュミットのバイオレゾナンスは原因指向の健康法です。原因にアプローチすることで結果が持続することにつながると彼は説いています。

パウル・シュミットのバイオレゾナンスでは病気の原因としてまず電磁波、ジオパシー、酸とアルカリのバランス、ミネラル・微量元素・ビタミンなどの栄養素、重金属、農薬などの有害物質、酵素、アミノ酸、細菌・ウイルス・寄生虫・真菌、そして心理的要因・ストレスの影響を認識する、つまり測定することから始めます。

バイオレゾナンス実践機で調べるとエネルジェティックな負担を受けている原因が特定できます。続けてハーモナイズすると、そのブロックケードが解けます。しかし、原因が電磁波、ジオパシーなど住まいにある場合と酸・アルカリのバランス、栄養素、アミノ酸など食べものにある場合には、環境や食事を変えない限り不調は繰り返されます。

私にトラフグのおいしさを教えてくれた知人は魚が大好きで、刺身と寿司が欠かせません。その結果、私の知る限り今まで鮭を食べて3回寄生虫アニサキスが胃に入り入院しました。治療を受けて退院した時点では原因はアニサキスだったと言えます。でも、その奥には天然の鮭を生で食べたことが原因として存在します。パウル・シュミット流に言えば、もう天然の鮭を生食しないことが原因指向の健康維持になります。

ヘリコバクターピロリという胃や十二指腸に潜む細菌は胃がんなどの原因の一つとされ、除菌治療を受けた方もいらっしゃると思います。でも、そのあとで焼き鳥などから再感染することも考えられます。加熱した料理は大丈夫と思うかもしれませんが、一般においしく調理されたものは内部まで火が十分に通っていません。細菌や寄生虫が全滅するまで加熱したら風味は消え去ってしまうでしょう。

先述の鮭を天然と書きましたが、魚は天然の魚と養殖魚があります。

完全養殖の鮭ならアニサキスはまずいないでしょう。しかし、抗生物質など薬品の残留が気になります。

一般にスーパーなどで売られている野菜は残留農薬の心配があります。ドイツでＢＩＯのマークがある野菜は無農薬、有機肥料で栽培されています。でも、害虫が悩みの種です。また、土に触れて育った葉ものには細菌や寄生虫がいるかもしれません。ですから私はＢＩＯの野菜を加熱して食べます。サラダでは食べないことにしています。日本では私が初めて来日した最初の東京オリンピックの頃にサラダが流行ったようです。昔の日本人は野菜を茹でたり、煮物、焼き物として食していたりしたから、そういった意味では今よりリスクは限られていたと言えます。

からだにやさしいと思われる植物も食べ過ぎると害になる

動物由来の食べ物は注意が必要だけれど、野菜やハーブなどの植物は安全と考えている人は少なくないかもしれません。ある化学の専門家から、植物は自ら動くことができないので自分を守るために毒を持っていると聞いたことがあります。スイスの医学者パラケルススは「すべては毒であり、毒のないものはない。量によってのみ、それが毒でなくなる。」と説いています。確かに私の好きなシナモンは摂りすぎると肝臓に影響があるし、日本の銀杏も食べ過ぎると痙攣をおこす可能性があるそうです。

物質はその量を増やせば増やすほど、その作用が強くなり、効果が高くなるという考え方がありますが、その一方でホメオパシー的な考え方もあります。

ホメオパシーは日本ではまだごく一部の人にしか認知されていないようなので、ご存知の方は少ないでしょう。ホメオパシーは200年ほど前にドイツで誕生しました。物質を何万倍、何百万倍に薄めた「レメディー」を使います。

薄めれば薄めるほど効果が高まる、1＋1＝2の世界とは明らかに違っている考え方になじまない人も大勢います。

それは世界で理解されている科学では何故薄くなるほど効果が高まるのかという謎がまだ解明されていないからです。

微細なものが弱い、無力とは限らないし、目に見えない微細なもののほうが大きな力を発揮することもある、それが生命の世界にもあてはまると私は思います。

ドイツの健康保険制度

ここでひと息入れて、健康保険についての話をしようと思います。

ドイツは健康保険、年金保険、失業保険に関してとても先進的でした。いわゆる社会保障制度は19世紀末にビスマルク首相の下でドイツ帝国に導入されました。これはほかの多くの国のモデルとなり、社会主義の台頭に対抗する目的もありました。

現在は法定の健康保険のほかに、Allianzなど、民間の保険会社が提供する健康保険もありますが、加入者数は全体の10％くらいです。前者の場合、医師にとって四半期ごとに限られた医療収入になりますが、後者の場合は医師が必要とする治療を制限なく行って、その医療費を精算することができます。

法定健康保険の場合は、医師が規定のガイドラインに沿った診療しかできないため、自由度が低いので、かれらは民間保険の患者を好んで診療します。

保険の対象は西洋医学だけで、代替医療は含まれません。

日本もドイツと同様に国の健康保険の範囲内でという制限のある中では患者に対していつも充分に満足できる治療ができているだろうか、こういう治療がしたいと思っても健康保険が足かせになってしまうことに悩む医師は少なくないと思います。

伝統的中医学の考えと相応する「微細流」

西洋医学は古代ギリシアのヒポクラテスが起源とされます。解剖などによって科学的に臓器など人の体を分析し、データを集め、有効な投薬や手術法を発見することで発展してきました。

対して微細流の考え方は、インドを発祥とするチベット医学や、中国を中心に発展してきた伝統的中医学（ＴＣＭ）と共通する部分が多く、基本的には自分の自然治癒力を高め、現れている不調やまだ見えていない不具合の根本にアプローチする方法です。同じような状態であっても、原因は人それぞれ異なります。誰もが同じ施術で良くなるとは考えず、個々に合った施術を行うことで免疫力を上げて病気を未然に防ぐ効果が期待できます。

たとえば、西洋医学では血管や神経など、目に見えるものが体の中をつなぐ通り道とされていますが、伝統的中医学では血液や津液といった目に見えるものだけでなく、目には見えない「気」も含めて通る道があるとしています。縦の通り道を「経脈」、横の通り道を「絡脈」と言い、両方を合わせて「経絡《けいらく》」とも呼ばれます。

パウル・シュミットは身体のエネルジェティックな状態を丹念に調べ、３つの大きな流れが存在することを発見しました。

頭と胴の循環

まず第一は、上体の中心線に沿って、前面と背面を回る縦の流れです。一般的に男性の場合は、脊柱の下端にある仙骨部分から、背中を通って頭部へ上昇し、頭部から今度は顔、胸、下腹へと下降して再び仙骨部分に戻ります。

女性の場合は、一般的にこれとは逆の流れになっています。

腕の循環

上体を通って、両腕の間を循環しているルートです。

男性では、一般的に胸から右腕を通り、右手首から空間に抜けます。いったん空間に抜けた微細波は、左手の指から再び身体に入って、左腕を上り胸部へ戻ります。

女性の場合は、一般的にこれと逆の流れです。

図2　人体を流れる微細波の三大循環

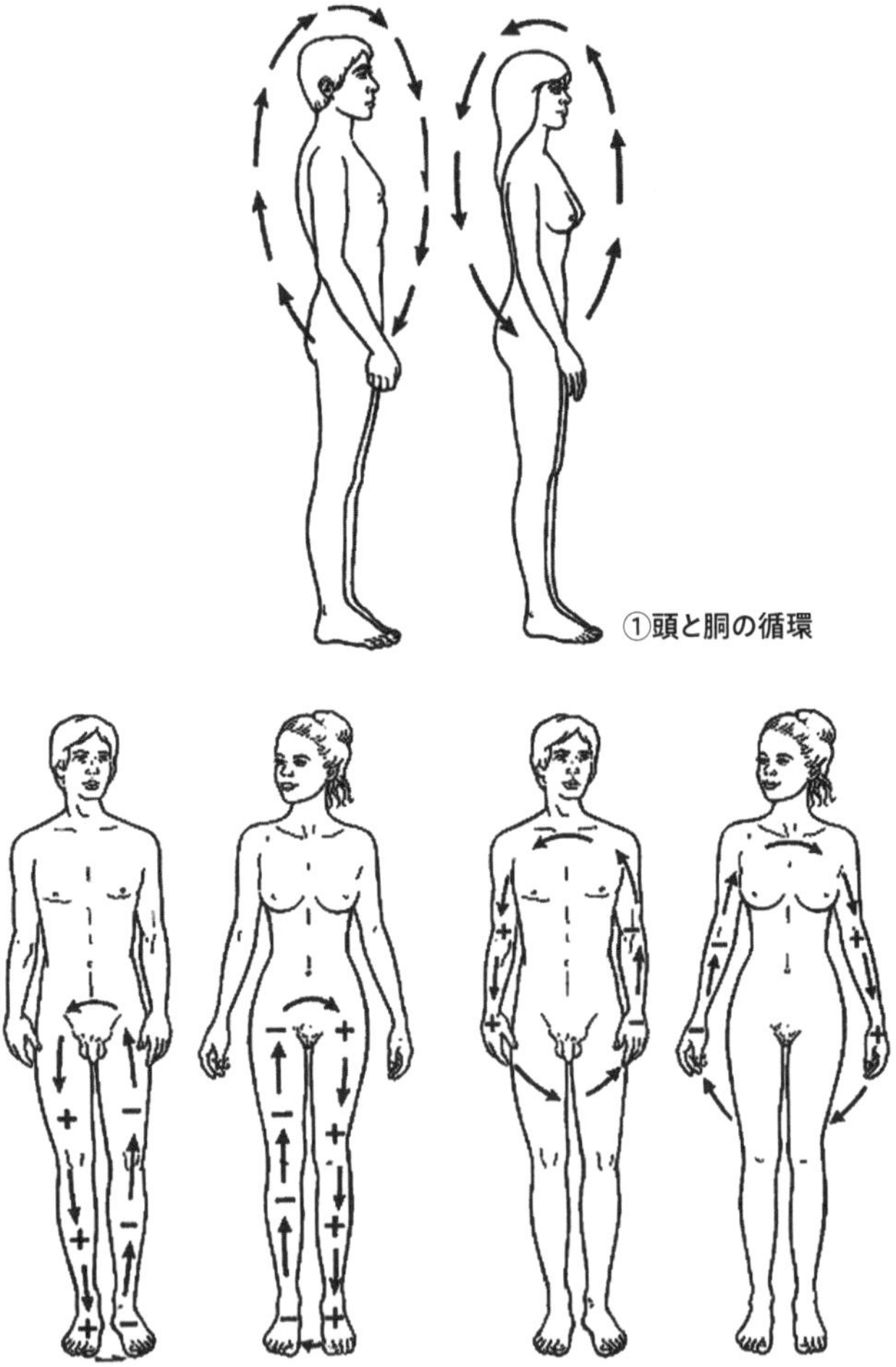

①頭と胴の循環

③脚の循環　　②腕の循環

『パウル・シュミット式バイオレゾナンス』より

脚の循環

下半身を巡る微細波の流れです。

男性では、一般的に下腹から出た微細波が右脚を下降し、かかとから空間へ抜けます。左の足指から再び身体に吸収され、左脚を上昇し、また下腹へ戻ります。

これも女性の場合は、一般的に逆の方向に流れています。

以上の３つが、私たちのからだを巡る微細波の主要な流れです。むろん、流れはこれだけではありません。一つ一つの臓器、一つ一つの細胞まで、生命力をみなぎらせる無数のエネルジェティックな流れが存在し、全身をコントロールしています。

７つのチャクラ

パウル・シュミット曰く、チベット医学ではヒトには多数のチャクラがあります。

図3　七つのメインチャクラの位置と周波数

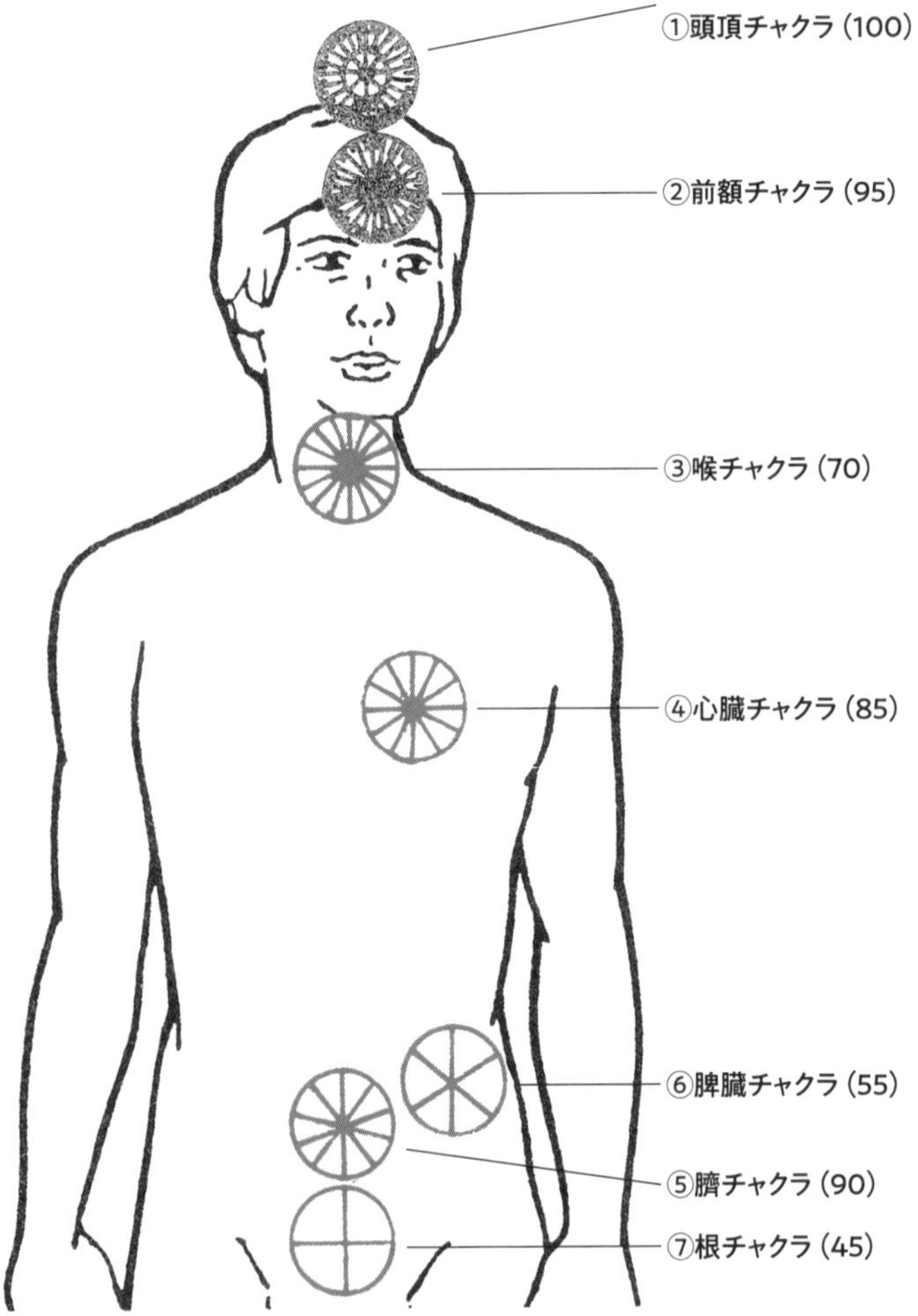

『パウル・シュミット式バイオレゾナンス』より

その中でも40の正副チャクラは、それぞれ神経中枢、呼吸中枢、消化中枢などと相関関係にあるようです。正チャクラ（メインチャクラ）は、微細流の中枢となる重要なエネルギーボディの器官で地球の大地と宇宙から生命力を取り込んでいて、図2のように7つ存在しています。

チャクラは脊髄に沿って、図3のように並んでいます。

上から順番に「頭頂チャクラ」「前額チャクラ」「喉チャクラ」「心臓チャクラ」「脾臓チャクラ」「臍チャクラ」、そして最後が「根チャクラ」です。

アーユルヴェーダの伝承では、「正中線にまっすぐ並んでいる」ことになっていますが、パウル・シュミットが確認したチャクラは、「心臓」と「脾臓」が正中線より少し左にずれ、伝承とはやや異なる場所にあります。バイオレゾナンスが突きとめた位置ですから、こちらの方がより正確であろうと私たちは考えています。イギリスの神智学者チャールズ・リードビーター氏の著書にも同じ位置が記されています。

現代医学の検査機器では、7つのメインチャクラはもちろん、ほかの小さなチャクラも見つかりません。というのも、これらは肉体上ではなく、エネルギーボディに存在しているからです。多くの場合は肉体よりも、エネルギーボディの方が先に病むので、バイオレゾナンス実践機で早期に見つけることができます。

ここでちょっとコーヒーブレイクを。

第2章でからだの不調の原因の一つとして挙げたジオパシーには私達動物や植物に対して強い負担になる波とパワーを与えてくれる波があります。

ここからあるパワースポットの話をしましょう。

パワースポットとは具体的にどのようなものですか、と訊かれたら返事に困る人もいると思います。

パウル・シュミットはバイオレゾナンス実践機でパワースポットを実測しました。

ドイツの中西部に位置するザウアーラント・シュマレンベルクにある古い教会ヴォルムバッハについてパウル・シュミットは〝宇宙の放射線が集中している処〟と呼んでいました。１９８４年にパウル・シュミットが書いたレポートをご紹介します。

40年程前のレポートですから現在では使用していない測定技術も含まれています。その点はご了承ください。

私達の環境はさまざまの放射線で満ちていて、私達の五感ではその一部分しか知覚できません。

それらの放射線は、

光　線

地球の引力

天地の電界

北から南へ、東から西へ向かう広域碁盤目

4つの異なった、いわゆるカリーグリッド

ヴィットマンの対角線グリッド

地線

長波から超短波までの放送電波

テレビの電波
地面の亀裂から出る放射線
レーダー波

などです。これらの放射線は大抵の場合、ダウジングロッドで測定できます。このような放射線があると、ロッドは下方に動きます。

世界中には、特別の放射線が存在していて有名な場所が数多くあります。これらを「力の場」と呼んでいます。古代から中世までの祭礼の場所に、このようなところが多く見られます。例えば、古いドーム、教会、要塞、そして特に聖地がそうです。

既に紀元前2000年にケルト人は礼拝堂を、そのような放射地点に建てていました。

インスブルック大学のヨルク・プルナーは、著書「力の場」の中で、彼が西ヨーロッパ全土の120の教会と防塞施設の放射測定を行ったことについて述べており、ラジエステティック（放射感知術）に放射線を突き止めたことを図示しています。

そのような放射線は何を引き起こし、また、どうして、学問的に説明のつかない治癒を生ぜしめるのでしょうか。

私が開発した新しい測定方法を用いればダウザーにとっては、この様々な放射線を、その実在を確かめるだけではなく、その極性（ポジディブ又はネガティブ）及び、周波数をも測定できるのです。

「送り手」を比較測定することで、誰から、この放射線が出ているのかを結論づけられます。この測定方法がどのように機能するのかについて、詳しく述べることにしましょう。

ボーフム天文台のカミンスキ教授は、ヴォルムバッハ（ザウアーラント・シュマレンベルク市）にある中世の教会について、注目すべき観察結果を公表しました。教授は星座の印が書かれてある、他に例を見ない天井絵について、当時の修道士は天文学に関して高度な知識を持っていたと結論しています。

ヴォルムバッハの高地から見渡すと、周辺の丘の上において、特徴のある場所が発見されました。

図4

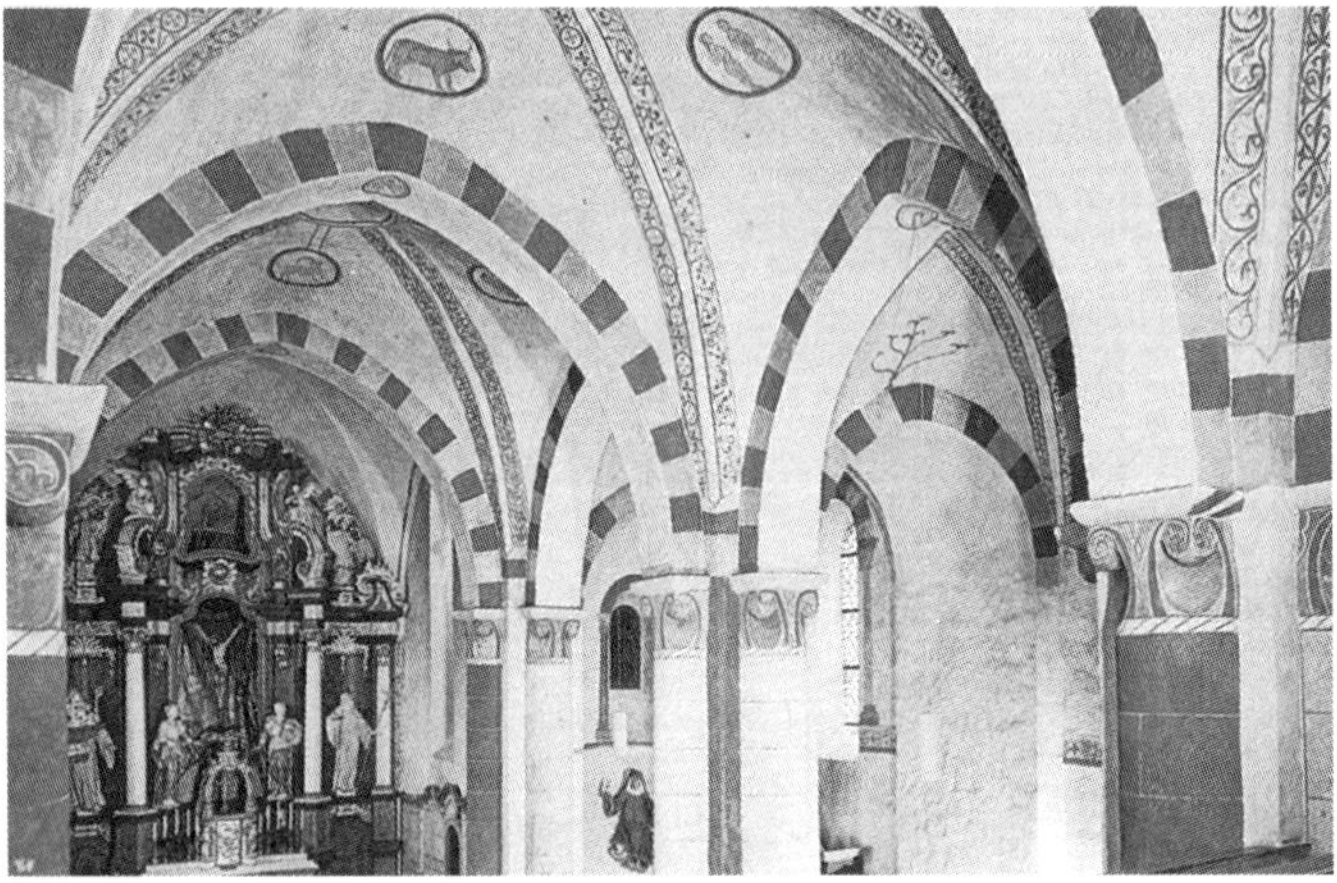

ヴォルムバッハ教会の天井絵。星座のマークが描かれている

その場所はある特定の地点、十字架の道の礼拝堂から見て、丁度、冬至点と夏至点を指していました。

太陽がある決まった地点に沈んだ時、人々は、冬至或いは夏至であることを知り、例えば、ケルト人とゲルマン人のところでは、最大の祭りが行われていました。

また、別の天文学上重要な地点、例えば田畑を耕すために重要であった地点も、この場所から、道しるべの地点として発見されました。

カミンスキ教授の発表を通じて、私はヴォルムバッハとその周辺をダウジングロッドと、レゾナンスメソッドを用いて測定する意欲にかられました。そこから発見したことを以下に述べることにします。

ヴォルムバッハ――並外れた宇宙のパワーセンター

ヴォルムバッハでは、人は多くの場所に、十字架、礼拝台、小さな岩屋、或いは礼拝堂を目にします。

ところが、何故その場所が選ばれたのかは誰も知りません。ダウザーとして、私はそのような場所に立ち、そこを測定しました。そして、それらの地点はまさに、大きなポジティブの放射交差点の上にあることが判明したのです。

レゾナンスメソッドを用いて私は周波数を測定し、それを地図上に連続線として記しました。その結果、その地域全体に一つの並外れた放射網が広がっていることが観察されました。その中心にあるのがヴォルムバッハ教会です。この教会は1200年頃に建てられ、伯爵領の修道院とともに、その地域全体の宗教的な、そして、おそらく天文学上の中心として存在し、長い歴史を有しています。

また、発掘の際、教会の下に、別の基礎を発見しました。それはずっと以前の入植に結びつきます。

ほかにラジエステティックな測定をしたところ、別の場所では強いネガティブな放射集中点が見つかりました。おそらくそこでは昔、悪魔の儀式が行われ、邪悪な霊を動物や人間のいけにえによって、恵み深くしようとしたのでしょう。

教会の縦方向に中廊下を通って、約70ｃｍ幅の１０００ＫＨｚの放射線が走っています。

１０００ＫＨｚの波は、イエス・キリストの神秘に相当します。これは世の光と言われています。

これに加えて、38の様々な放射線があり、中廊下の３ヶ所の中心点で合流しています。ここでは６５０ＫＨｚ、６７５ＫＨｚ、７００ＫＨｚ等々、９２５ＫＨｚまで、25ＫＨｚきざみになっています。

奇妙なことに同じ波を、聖なる十字架の道で、再び見つけました。レゾナンスメソッドで突き止めた限りでは、これは、大天使とその他の高い霊に関係しています。聖なるヴァールブルガの像の前は、洗礼盤があって，715KHzの非常にポジティブな地点です。この周波数においては，目の視力がコントロールされます。目の悪い人が、そこの水で目を洗ったら病気が治ったという例が幾つもあります。

図5

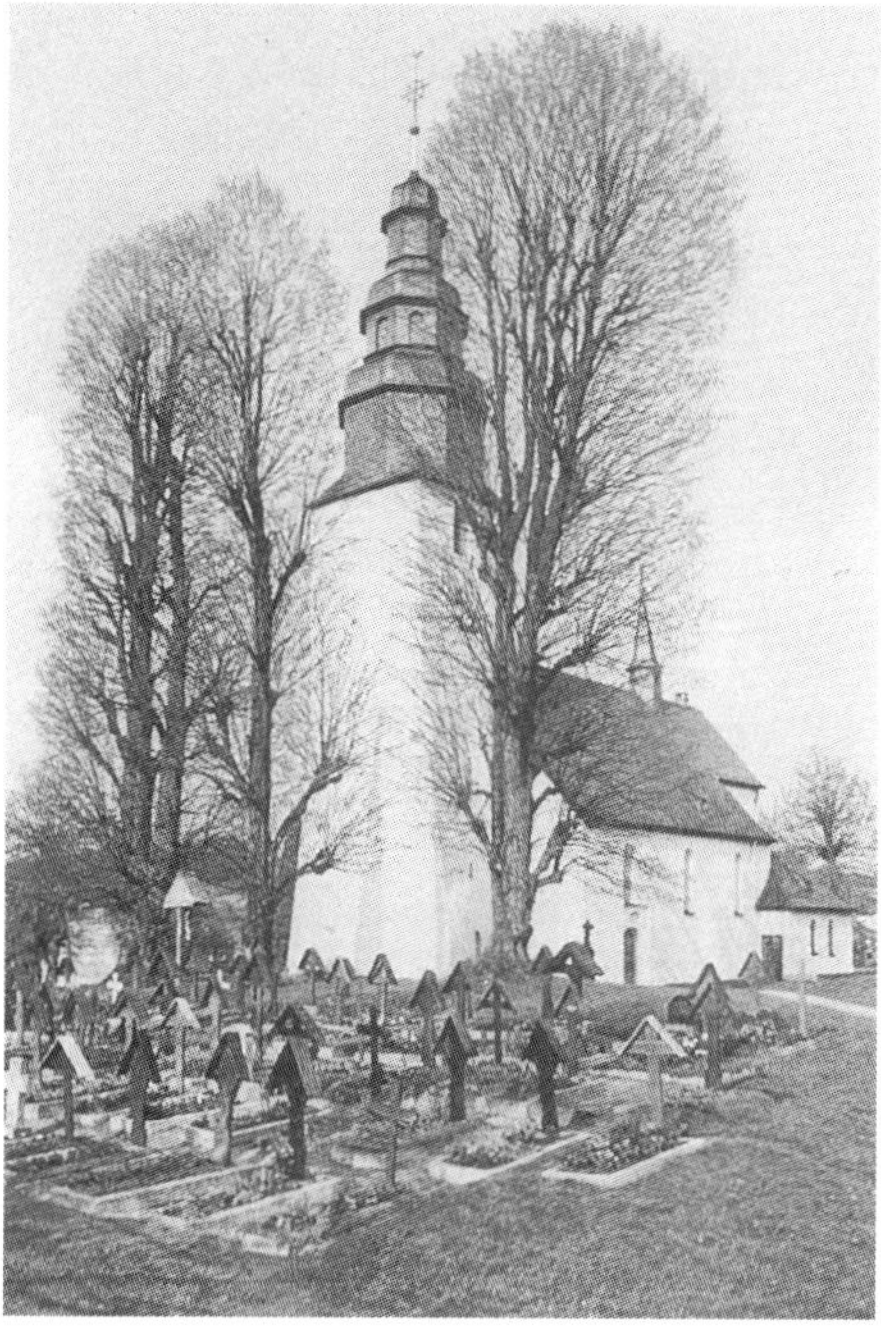

ヴォルムバッハ教会。1200年頃建立。

多分、ザールハウゼンの「聖なる泉」と放射のつながりが在ると思います。と言うのは、この泉は聖なるヴァールブルガと同じ715KHzの波を有しているからです。

また、教会から、レネフェルト飛行場にあ

図6

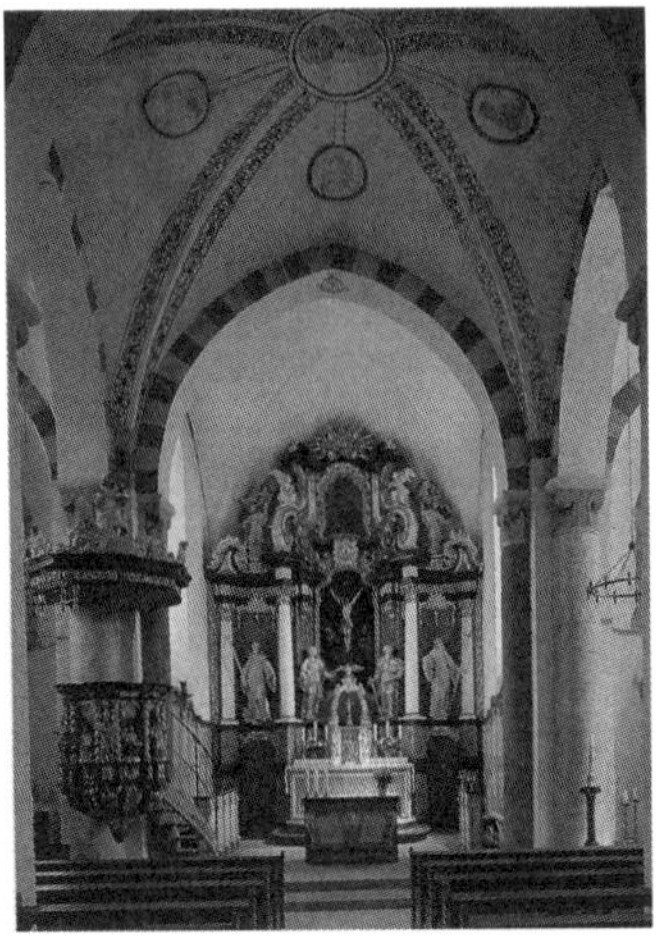

教会内部、天井に星座のマークが見える

図7

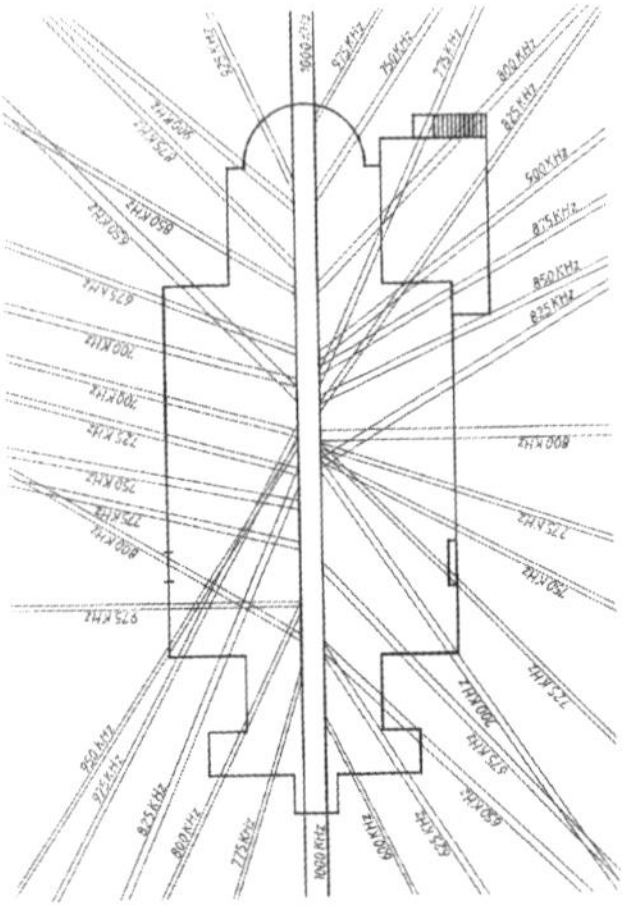

教会の平面図と、放射線の帯

る岩屋まで、そして、ハーベッケとヴェルペ間の高台にある礼拝台への延長線において、放射線のつながりがあります。放射線が延びている様子をマーカーで印してあります。周波数は１０００ＫＨｚと９００ＫＨｚです。

フェルベッケの町境にある小さな礼拝堂へも放射線のつながりが存在しています。宇宙エネルギーの放射を周波数として測定可能なように、超音波で聖人画や聖像からの放射も突き止めることができます。

こうして私が発見したことは、レネフェルトにある岩屋の波動はマドンナのそれではなく、ピエタ（キリストの亡骸を抱くマリア）の波動であること、即ち、1000KHz＝「世の光」と900KHz＝「神の母」の組み合わせであることです。

この組み合わせは、例えばローマのペーターースドームにある有名なミケランジェロのピエタが有しています。

教会を取り巻くこれらの放射像においては、心ならずも、最初に像が存在していて、そこから放射が生じたのか、それともその反対なのか、と考えてしまいます。

この疑問には、聖なる十字架の道が答えてくれるでしょう。そこには、幾つもの放射が奇妙にもきちんと配列され、周波数も合わせてあって偶然とは思えないものがあります。

図8

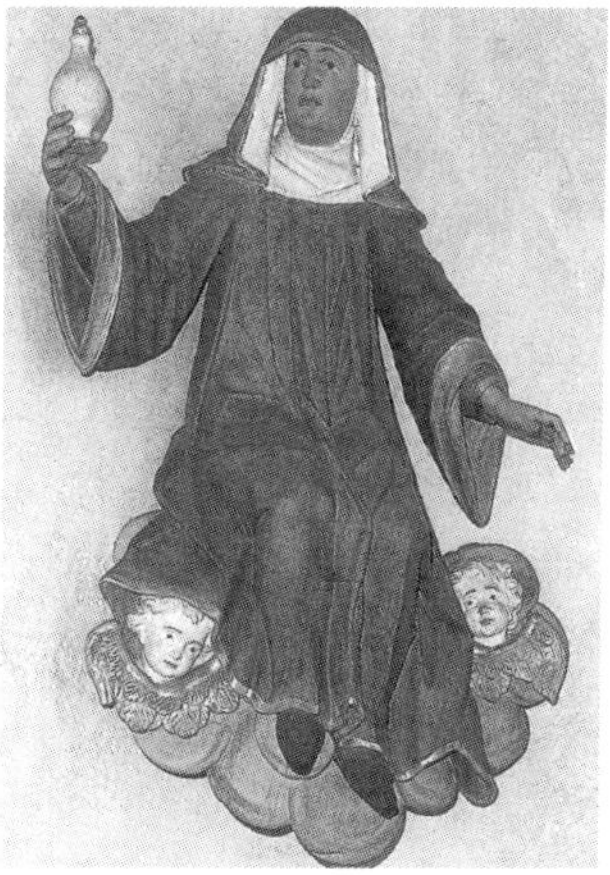

聖なるヴァールブルガ、教会の守護聖人

ヴォルムバッハ——十字架の道

純粋に外から見るとヴォルムバッハの十字架の道は、世界に存在する多くの十字架の道と何ら変わりはありません。しかしながら、ヴォルムバッハの十字架の道は、特別な放射を有しているのです。

それは、ヴォルムバッハの十字架の道において放射が多種多様にそして、法則性を持って出ているということです。私はこの不思議の真相を突き止めようと思いました。

この放射は、ダウジングロッドで測れます。ダウザーがダウジングロッドを持って、そのような放射の上にさしかかるとロッドは下方に引かれます。

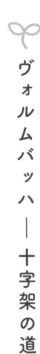

放射には生命力を与える（ポジティブ）ものと、生命力を奪う（ネガティブ）ものがあります。

ネガティブな放射は、健康上の障害を引き起こす可能性があり、反対にポジティブ

図9

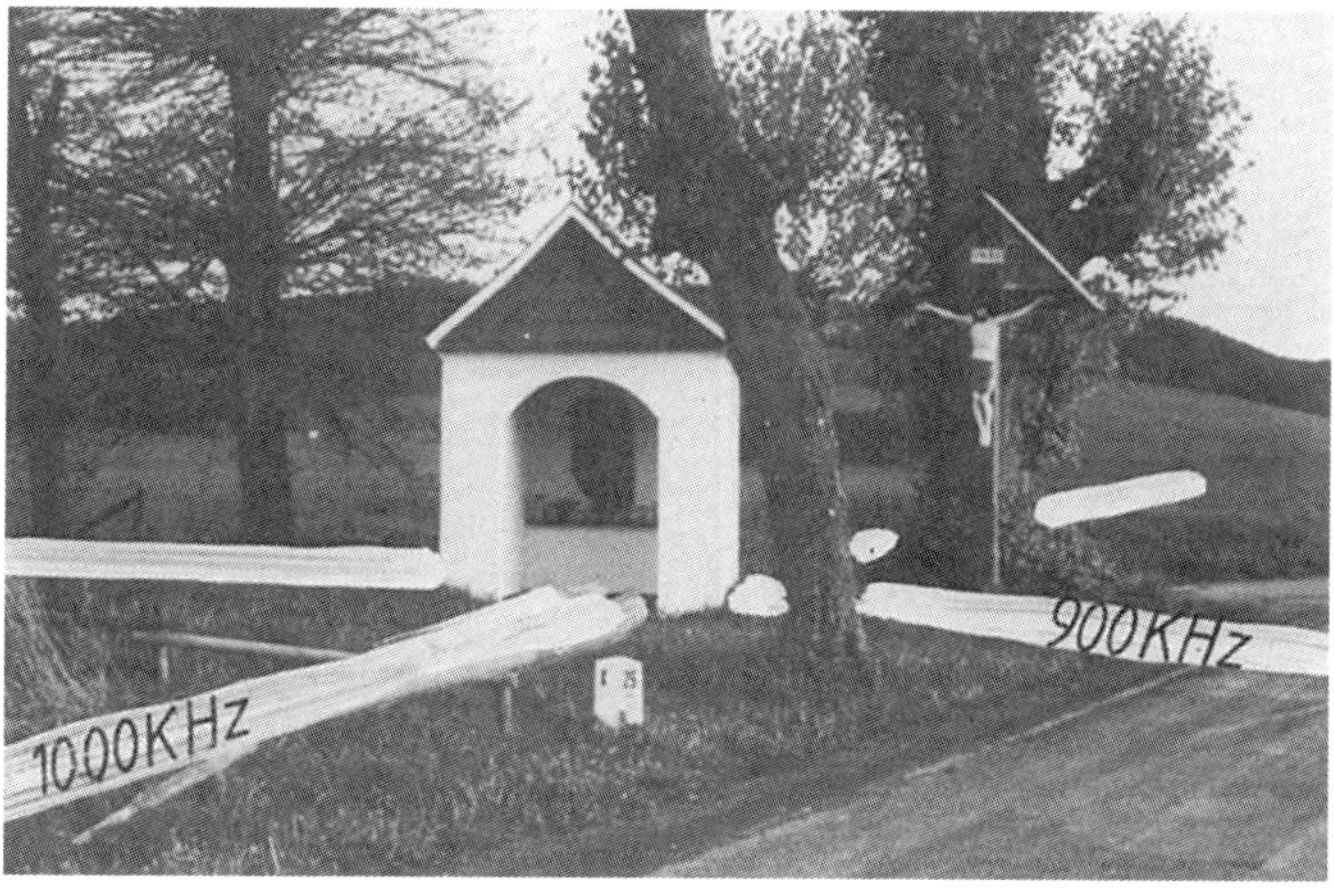

レネフェルトの岩屋

な放射は治癒を生ぜしめます（例えば聖地）。

　図のように、この十字架の道には14の留《りゅう》があり、その締めくくりを成しているのが、十字架の救世主のレリーフがある12番目の留です。そこから道は戻って13番目と14番目の留を経由して一つの礼拝堂へつながっています。この十字架の道で奇妙なのは、それぞれの留と並行に3つの放射線が走っている事で、それらはダウジングロッドで正確に測ることができます。

　一つ目の放射は留の中にあるレリーフから1・5m～2mはなれたところに走

図10

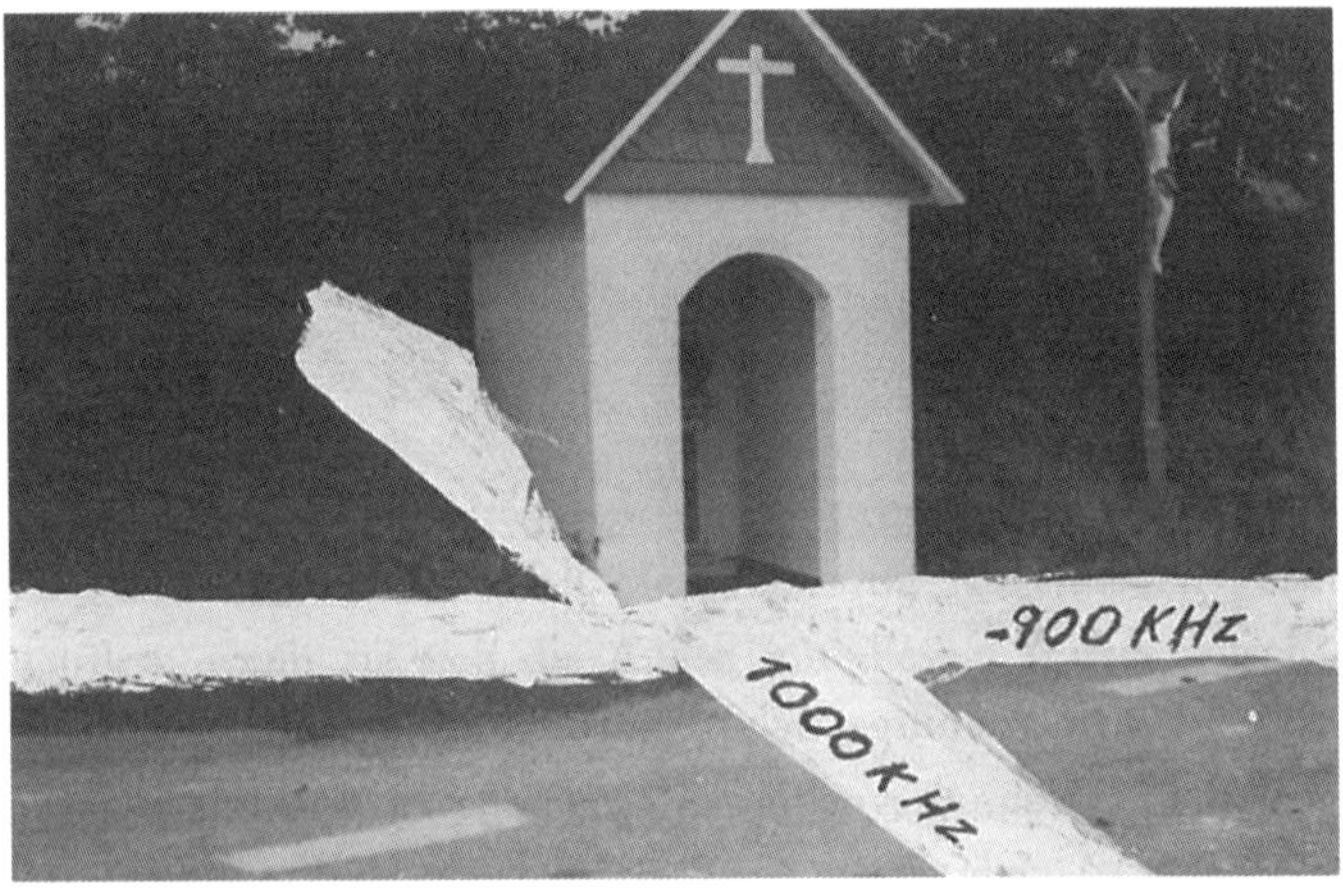

フェルベッケの礼拝堂

っており、約12ｃｍの幅をもっています。そこから約１ｍはなれたところに、もう一つの放射があって、同じく約12ｃｍの幅になっています。更に１ｍ離れて３つ目の放射があり、同じ幅を有しています。3本とも十字架の道に沿っています。その上、14すべての留から強い放射が出ていて、森の中に走っています。放射の幅は約70ｃｍあります。１番目から11番目の留から出ている強い放射の周波数は975ＫＨｚです。これは「最も聖なる傷ついたイエス・キリスト」の周波数です。

留と平行している3つの連なった放射は１番から11番の留に沿って、12番の留

「瀕死の救世主」への道を走っています。そこで、十字架の道は約40度の角度でターンして戻ります。ここでもまた再び3つの放射が現れますが、別の周波数です。放射は分かれて、礼拝堂の祭壇に向かって斜めに走ります。礼拝堂からは約1m幅の放射が、礼拝堂入口から一直線に出ています。ラジエステティックに測ると以上の結果になります。

図11

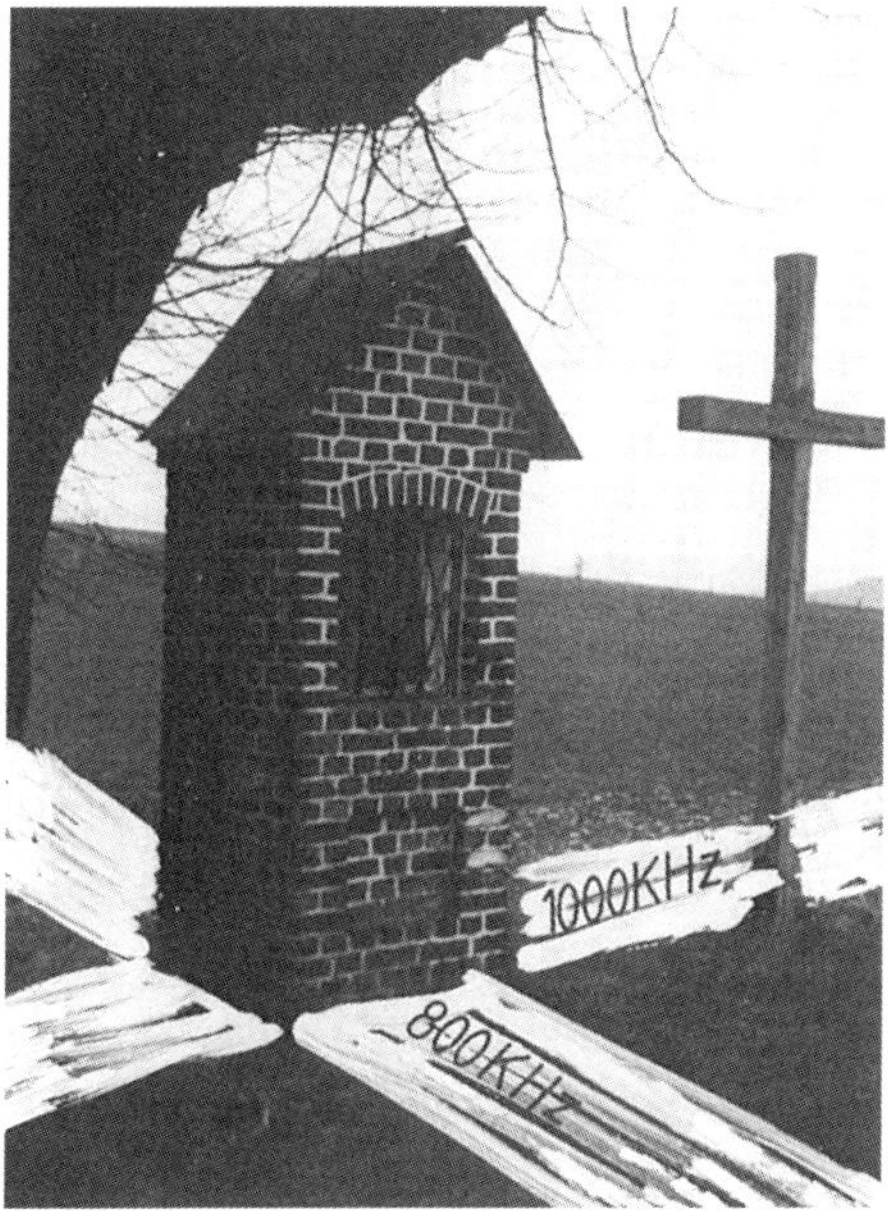

ヴェルペとハーベッケの間に位置する礼拝台。800kHzと1000kHzの大きな放射交差点上にある

ラジエステティックな意味

レゾナンス測定という新しいラジエステティック（放射感知術）の測定方法は放射の種類を分析し、明らかにすることを可能にしています。

図12

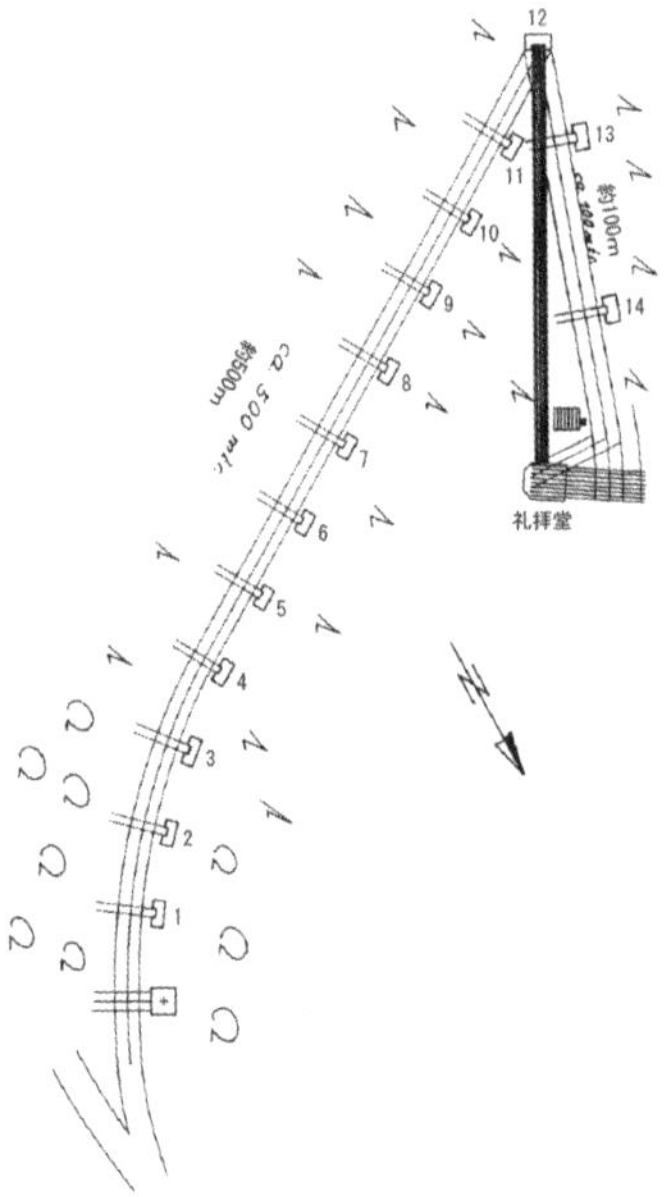

ヴォルムバッハの十字架の道の位置と放射の延び

イエスキリストの絵やその他の不可思議なものとの比較測定を通じて、この放射の波と、その周波数を、超音波の助けを借りてラジエステティックに測定することができます。その際にこの十字架の道の奇妙なことが、まず初めに明らかに

図13

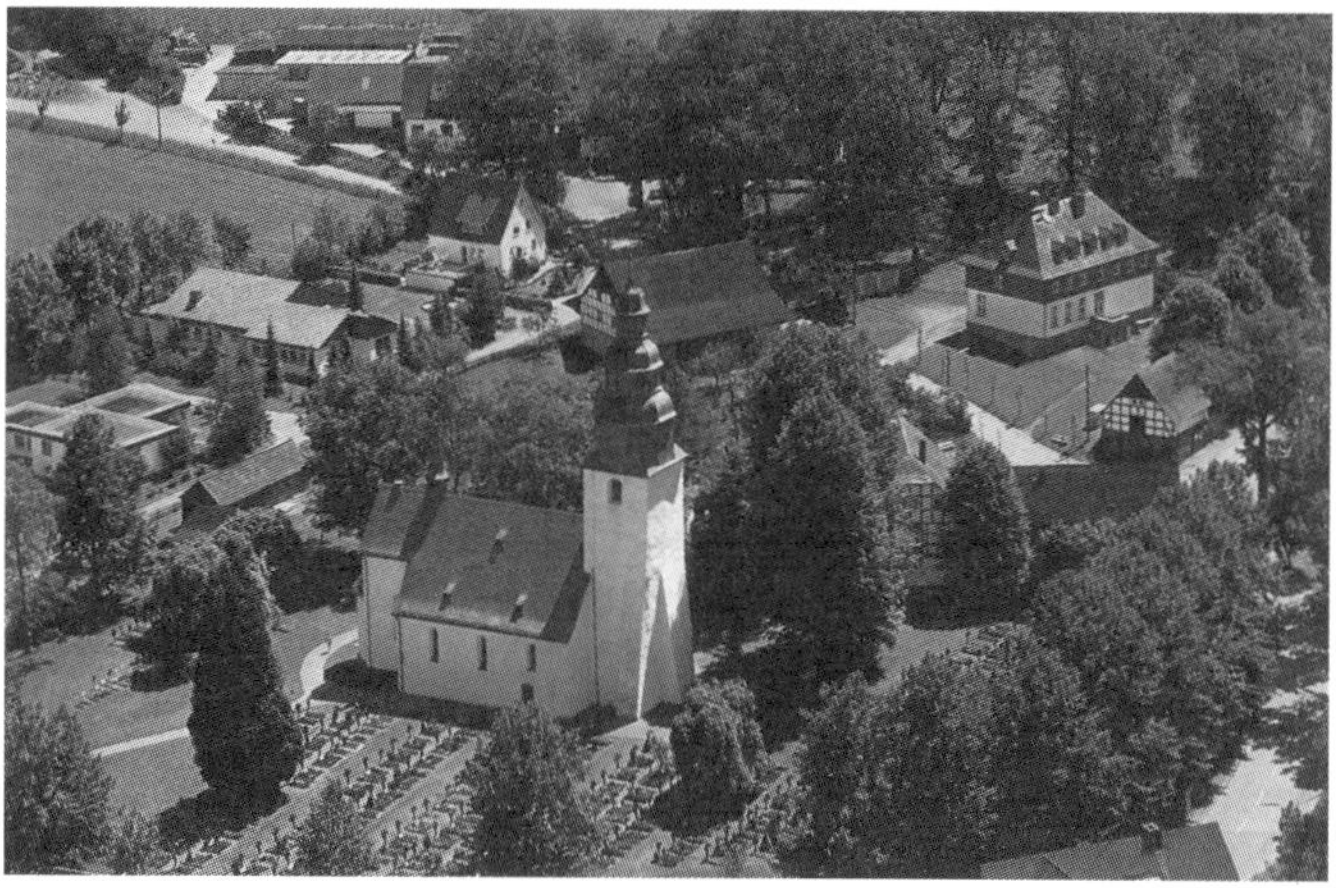

ヴォルムバッハ全景

なります。

周波数とその意味するところ

岩屋から12番目の留まで続く3つの放射は、異なった波長を有しています。留に最も近いところにある放射は825KHz、2番目の放射は800KHz、そして3番目の放射は775KHzです。

1～11番目の留からはそれぞれ、約70cm幅の975KHzの放射が出ています。十字架の道の入り口の岩屋からは、2・6m幅の放射が走っていて、右側はイエスキリストを始点に975KHz（聖なる傷ついたイエスキリスト）の周波数です。左側は、大天使ミカエルを始点に

875KHzの周波数を有しています。

12番目の留からも、初めの11箇所の留と似たような間隔で825KHz、850KHz、875KHzの放射が13番目、14番目の留へ走っています。（大天使ノニエル、ラファエル、ミカエル）。

ここで初めて明らかになるのが、ラジエステティックに測れるものですが、偏見の

図14

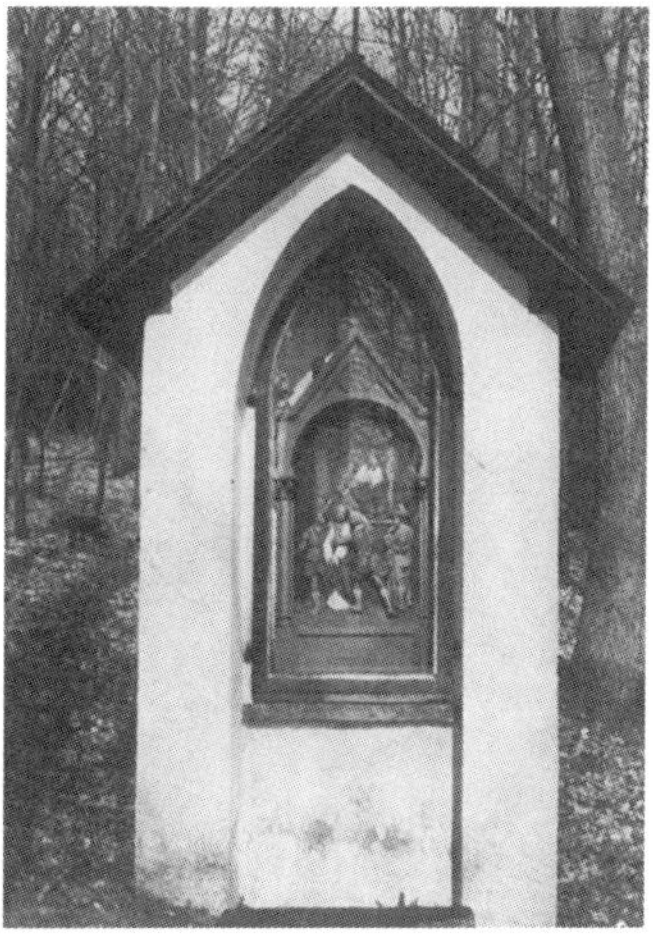

１番目の留　イエスが死の宣告を受ける

図15

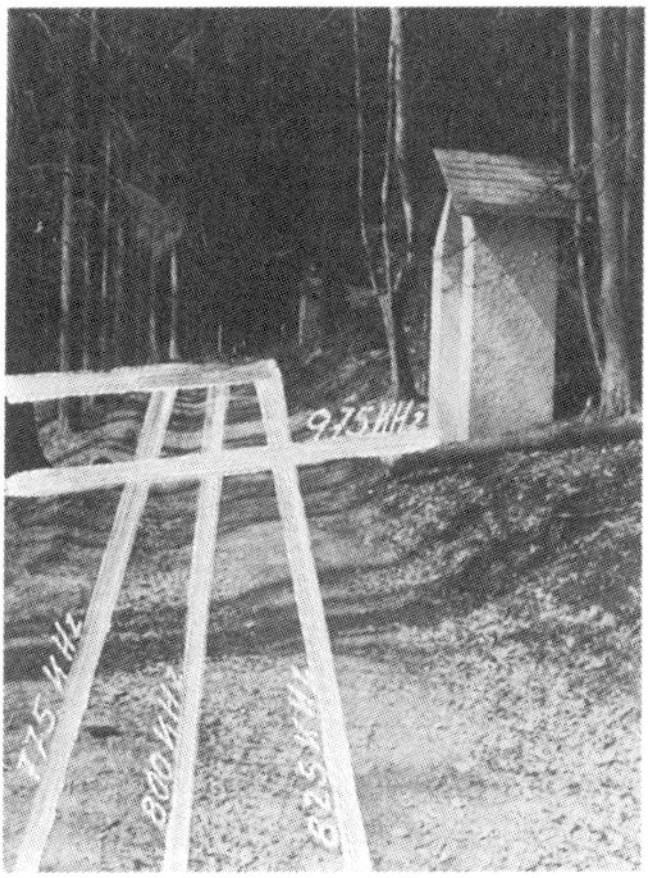

十字架の道を眺める　放射がマーカーで印されてある

ない観察者なら誰をも考え込ませてしまうにちがいない並外れた放射の存在です。

12番目の留「イエスが十字架に死す」から約70ｃｍ幅の放射が7つの周波数（８７５ＫＨｚ、９００ＫＨｚ、９２５ＫＨｚ、９５０ＫＨｚ、９７５ＫＨｚ、１０００ＫＨｚ、１０５０ＫＨｚ）をもって、わずかにカーブしながら祭壇へ延びています。これは、イエス・キリストの7つの放射です。

おおよそ並行に、12番目の留からは８７５ＫＨｚ、８５０ＫＨｚ、８２５

図16

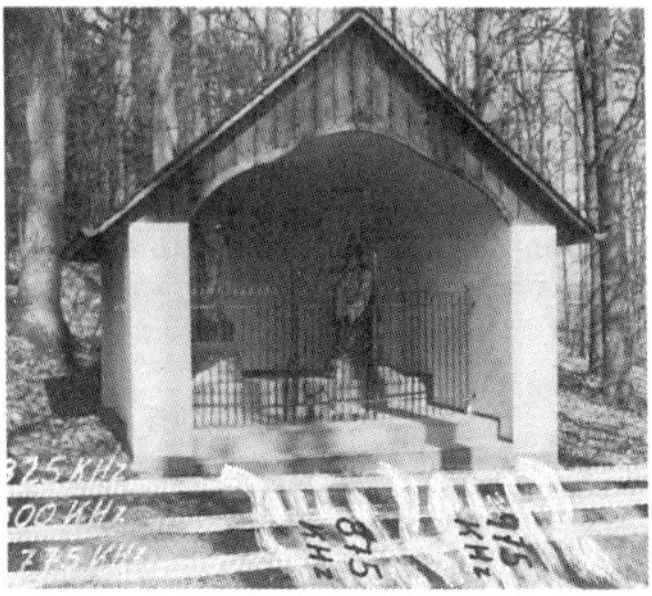

十字架の道の入り口の岩屋

図17

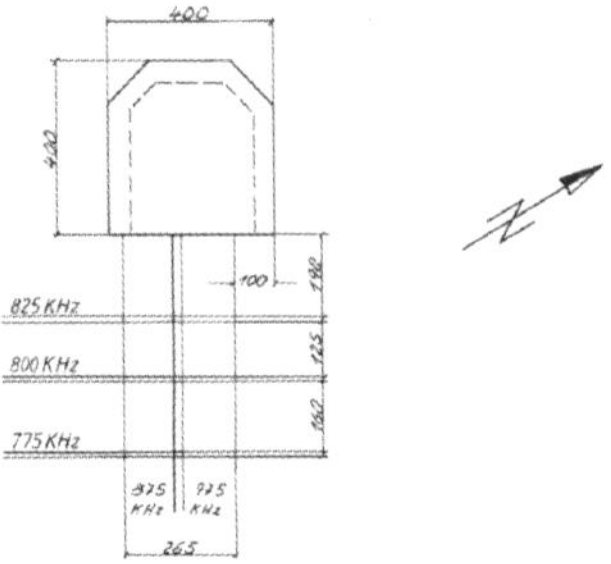

十字架の道の入り口の岩屋

ＫＨｚ（大天使ミカエル、ラファエル、ノニエル）の周波数をもった小道が礼拝堂まで続いています。

14番目の留からは、十字架の道は礼拝堂のある森の中へと走ります。

礼拝堂から約12ｍのところに、十字架の刻まれた境界石があります。

この境界石から８７５・８５０と８２５ＫＨｚの放射は二手に分かれます。一つは右方向、礼拝堂の祭壇へ向かって走ります。二つ目の放射は、左へそれて礼拝堂入口へ向かいます。

礼拝堂の祭壇からは、約１ｍ幅の放射が礼拝堂の縦の方向に走り、入口から一直線に、イエス・キリストの７つの波をもって森の中へと続きます。

図18

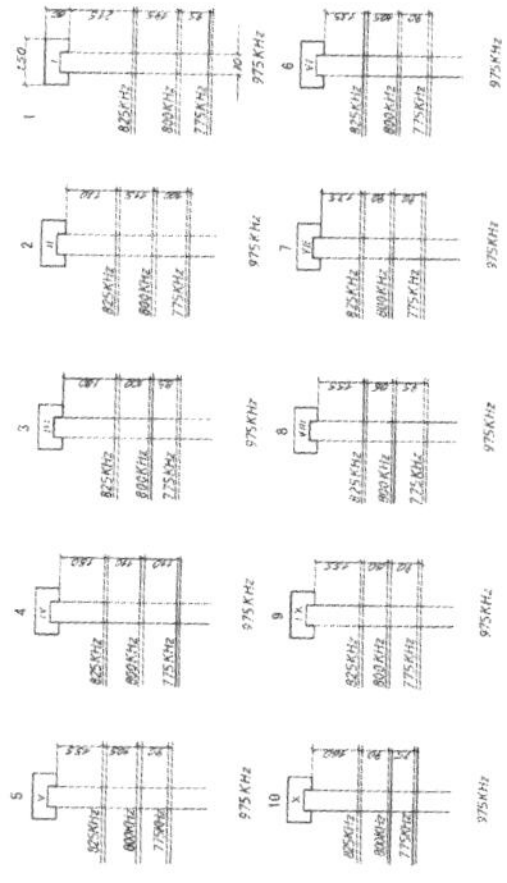

個々の留の前に存在する放射の延びと周波数

図19

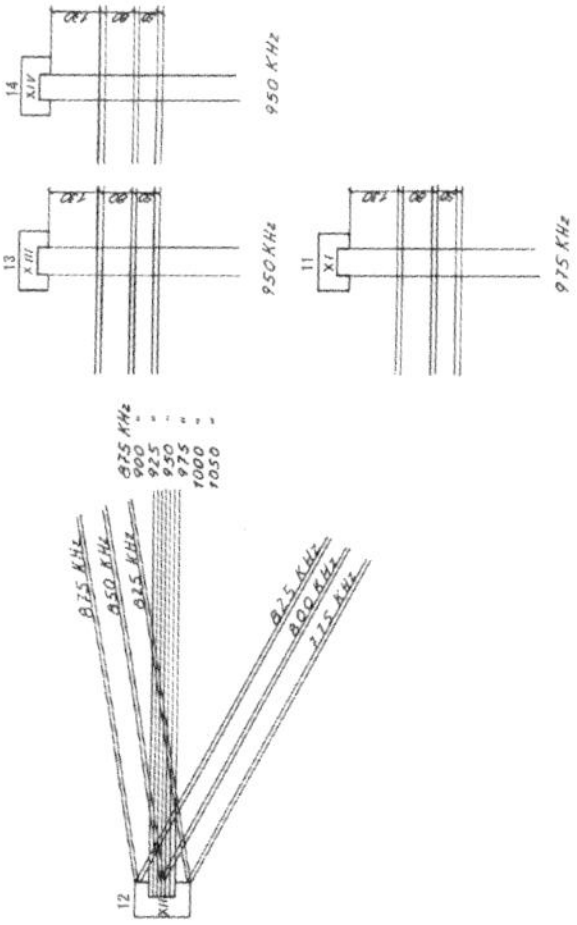

12番目の留における放射の延び

礼拝堂の前、３・７ｍのところでこれらの放射は８２５ＫＨｚの放射と交し、さらに約１・１ｍ離れて８５０ＫＨｚの放射と、さらに90ｃｍはなれて８７５ＫＨｚの放射と交差します。奇妙にも90ｃｍ隔てて、更なる放射が９００ＫＨｚで加わります。これは大天使ガブリエルの放射です。この放射は礼拝堂の壁から約６・３ｍはなれた処から始まります。

入口から続く７つの放射は、４つの交差する放射と共に、約１×３ｍのフィールドを形成し、そこは

図20

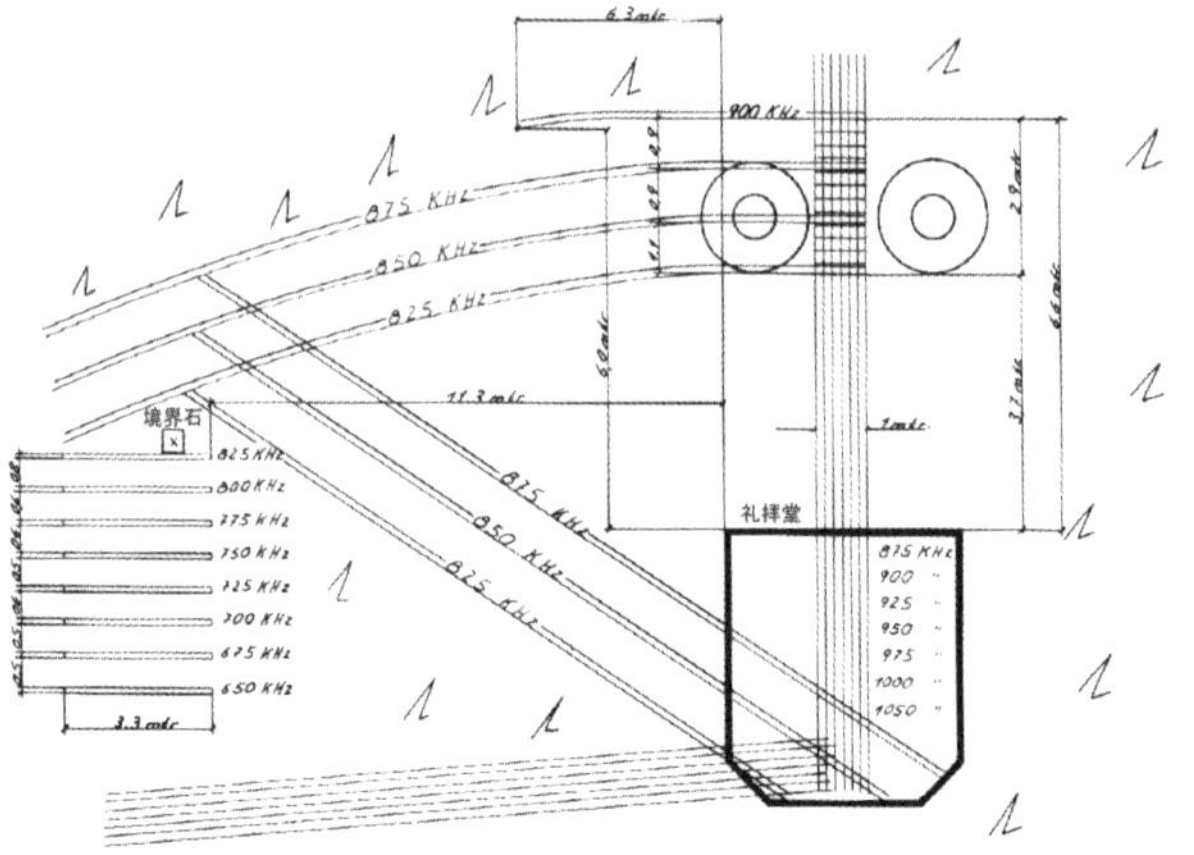

礼拝堂の放射の延び

非常に強いポジティブ（右回りの）なポテンシャルが存在しています。

このフィールドに居ると。放射を感じられる人達は荘厳さを感じとり、聖地の放射エリアと比較の対象になりうるものです。

３つの主放射とは別に、礼拝堂の西側には８つの異なった放射が存在します。その周波数は、境界石から見て25ＫＨｚずつ少なくなっていきます。

これらの波は礼拝堂から約11・３ｍはなれたところで始まり、約12ｃｍの幅を持っています。放射の長さは約３・３ｍ

です。13番目の留「イエスは十字架からおろされる」と14番目の留「イエスは墓に葬られる」からは、950KHzの周波数において宇宙のエネルギーが出ています。これは「最も聖なるイエスの心臓」の波です。

7つの聖なる神秘の周波数

波の数値に関しての事情は、次のとおりです。つまり、どのようにして、イエスキリストの絵や、聖人の絵を、レゾナンスメソッドでラジエステティックに確認できるのか、ということです。

イエスキリストは、7つの周波数で放射を出しています。

それぞれの放射は特別の神秘性を有しています。イエスキリストの放射はつぎのとおりです。

875KHz＝　聖なる幼年時代のイエス

900　＝　救世主たるイエス・キリスト

925　＝　イエス・キリストの最も聖なる血
950　＝　イエスの最も聖なる心臓
975　＝　イエス・キリストの最も聖なる傷
1000　＝　世の光、イエス・キリスト
1050　＝　宇宙の王、イエス・キリスト

この放射を、十字架の道で測定した放射に関係づけると、最初の11箇所の留からは70cm幅の放射が975KHzで出ており、これは、「イエス・キリストの最も聖なる傷」の放射であることが分かります。

イエス・キリストに聖杯を差し出す天使は、大天使ミカエルです。1〜11番目の留の前に存在する放射は高い位の天使の放射です。

それから、真中には大天使ウリエルの放射が800KHzで続きます。外側には大天使サドキエルの放射が775KHzで走っています。

このようにして、放射は血を流す救世主の岩屋から十字架の道に斜めに立っている

12番目の留まで続きます。

いかがでしたか。私はカトリックの信者ですので、初めてこのレポートを読んだ時、とても興奮したのを昨日のことのように覚えています。その後、何度かこの教会に行きましたが教会の中に入るたび、私の地元の教会より何とも言えないパワーを感じます。私は自分が気の感覚に鋭いほうだとは思いませんが、それでも確かに何かを感じます。

大地からの放射には動・植物を元気にする場所もあれば、長期間受け続けると調子が悪くなる場所もあるという事をお分かりいただけたでしょうか

第4章

微細流の滞りを起こす原因を知る

身のまわりにある健康リスクを高めるもの

微細流の滞り＝エネルジェティック・ブロッケードの原因としては図3の樽の中に入っているものが挙げられます。

健康を損なうリスクが身近にあるからといって、すぐさま病気につながるわけではありません。私たちのからだは、たとえ外部から危険なもの、毒を与えるものが侵入しても、本来備わっている抵抗力や免疫力が働いて、外へ排出したり無害化することで、健康な状態を維持しようとします。

ところが、エネルギーボディがダメージを受けて、生命力が低下すると、本来の機能が発揮されなくなるのです。微細なエネルギーのレベルで、健康を維持する力が安定せず、しまいには細胞や臓器といった肉体もダメージを受けてしまうことになります。様々な危険因子に晒される生活を送っていると、知らず知らずのうちに微細流がブロックされ、時間の経過とともに病気を発症しやすくなると言えます。

図21　Dr.ウルリッヒの所見表

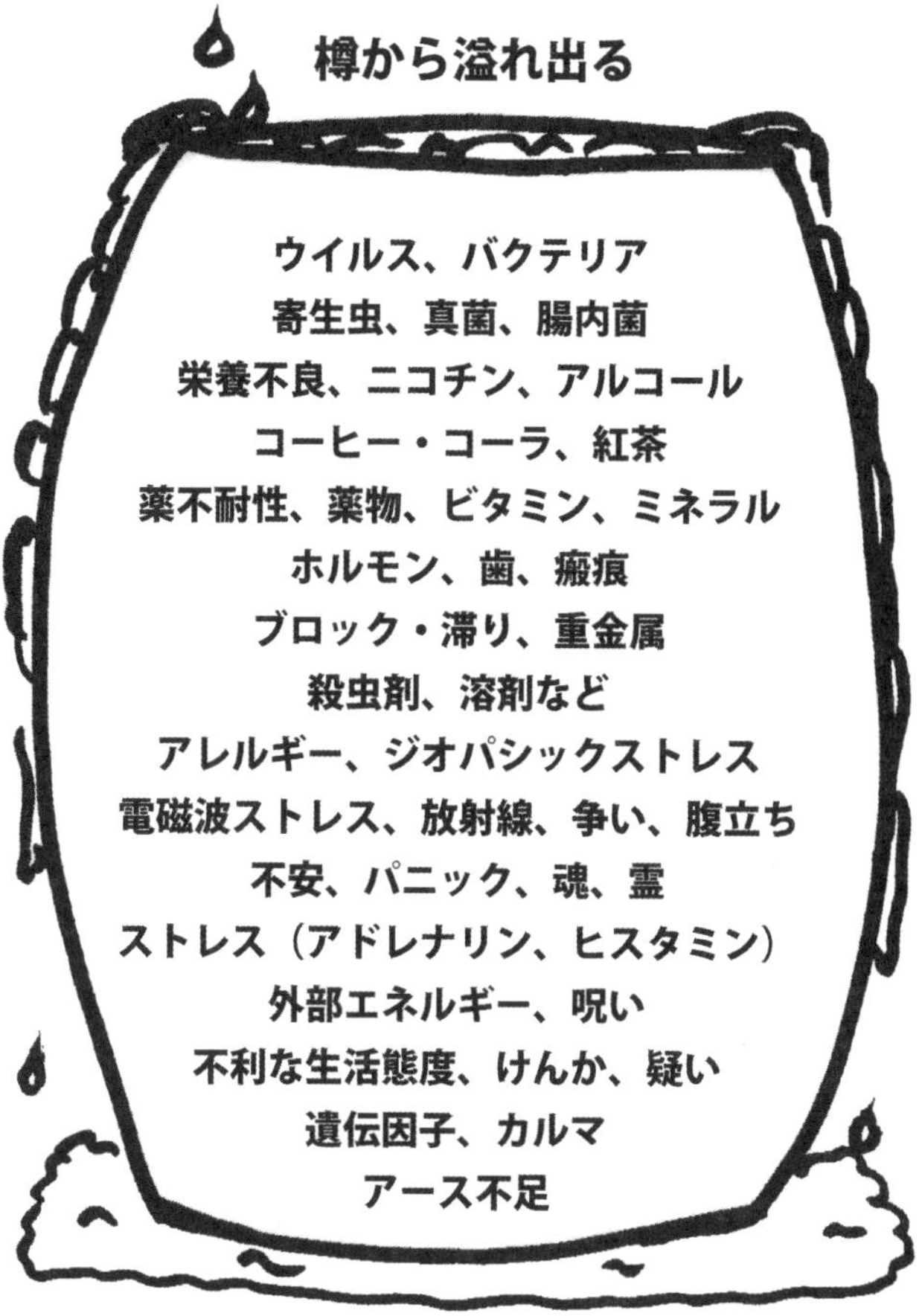
樽から溢れ出る
ウイルス、バクテリア
寄生虫、真菌、腸内菌
栄養不良、ニコチン、アルコール
コーヒー・コーラ、紅茶
薬不耐性、薬物、ビタミン、ミネラル
ホルモン、歯、瘢痕
ブロック・滞り、重金属
殺虫剤、溶剤など
アレルギー、ジオパシックストレス
電磁波ストレス、放射線、争い、腹立ち
不安、パニック、魂、霊
ストレス（アドレナリン、ヒスタミン）
外部エネルギー、呪い
不利な生活態度、けんか、疑い
遺伝因子、カルマ
アース不足

エルマー・ウルリッヒ医師は、私たちのからだには「抵抗力」があり、それを樽に例えて次のように説明しています。

「私たちの抵抗力の大きさを、木の樽だと考えてみてください。その樽の中に、危険因子がどんどん積み重なっていくと、いつかあふれ出てしまいます。蓄積している量が許容範囲を超えたとき、病気や症状となって現れてくるのです。」

健康診断の結果に照らし合わせると、D判定が樽からあふれて何かがこぼれ出ている状況になると思います。

ヒトのからだは肉体とエネルギーボディから成っている

ヒトのからだは目に見える肉体と目には見えないエネルギーボディから成っているとパウル・シュミットは考えました。

事故などで手や足を失った部分に痛みを感じる症状を幻肢痛（幻影痛）と呼んでい

ます。

パウル・シュミットによれば、肉体は無くなってもエネルギーボディは存在するので痛みを感じることがあるといいます。

ドイツはなんと製材品の木材自給率が100％と、林業が日本より盛んな国です。ドイツのＳｔｉｈｌ（シュティール）社はチェンソーで世界のトップメーカーで、同社が主催するTIMBERSPORTS®は、斧、チェンソー、ノコギリを使用するパワフルな木こりのエクストリームスポーツで、私もよく観戦しています。

木こりがノコギリなどで指を切断してしまったら、すぐ外科手術を受けて接合し、その後バイオレゾナンスでハーモナイズすると治りが極めて早いと言われています。それはパウル・シュミットのバイオレゾナンス実践機が肉体とエネルギーボディの両方に働きかけて治癒を促進するからです。

パウル・シュミットの右腕として数々の周波数を測定したゲアハルト・ピオホは鍼の十二正経と任脈、督脈にある361の経穴も測定して突きとめています。

経穴（ツボ）は肉体ではなく、エネルギーボディにあると私たちは考えています。

病気はエネルギーボディから始まる

ドイツでは食事の際にGuten Appetit！（おいしく召し上がれ）と食事を共にする相手に向かって言いますが、日本では「いただきます」と言います。これは新鮮な食べものに対して「あなたの命をいただいて私は生き続けることができます」という敬意を払う言葉であると聞きました。

私は天ぷらが大好きです。具が新鮮だとおいしさも増します。調理直前の新鮮な食材にはエネルギーボディがまだ存在しているように思えます。

私たちの身体は、単なるモノとしての臓器の集まりではない。生きている臓器・器官にはモノにはない「いのち」があり、すべての臓器・器官を貫いて、全身に流れる「いのち」＝生命力の全体を、肉体に対して「エネルギーボディ」と呼ぶ。これがパウル・シュミットのバイオレゾナンスの立場から見た「身体」です。

「病気の多くはエネルギーボディの側から始まる」

パウル・シュミットと彼に協力した医師団、またそれ以降に、バイオレゾナンス・メソッドを臨床に用いるようになった多くの医師らが、これまでに集めた膨大な症例データから導き出した経験則は、そのように教えています。

パウル・シュミットによれば、エネルギーボディは6層あり、私たちのからだは肉体を含めて7層から成る。肉体から数えて7番目の層に7つのメインチャクラがあり、宇宙のエネルギーソースにつながっています。

科学者にとって磁石の正体は、まだ謎が残っているようですが、パウル・シュミットはマグネットが恒久的に宇宙からエネルギーを得ているように、私たちも生命力を宇宙から得ていると言っていました。

一般に病気はエネルギーボディに始まって、最後に肉体へ降りてくると考えています。

ある時、私の友人をバイオレゾナンス実践機で測定しました。右上の6番目、第一大臼歯にエネルギジェティック・ブロッケードが見つかりました。その時は、本人に思い当たる節がなかったので、そのままにしておいたようです。ところが1年半ほど経った頃に、あの時に指摘された歯に炎症が起きたと連絡がありました。バイオレゾナンス実践機で測ったときはエネルギーボディのブロッケードで、それが1年半後に肉体にも炎症という形で現れたと私はみています。

もしもあの時にバイオレゾナンスのハーモナイズを始めていたら、歯の神経を抜く必要はなかったと思っています。

目に見える擦り傷や骨折、やけどなどによるエネルジェティック・ブロッケードは、まず肉体に生じます。これをメカニカルブロッケードと呼んでいます。放っておくとエネルギーボディにも影響が及ぶと考えられます。

私たちの身体に必要のない臓器・器官・組織はない

40〜50年前は扁桃腺と言えば「無用のもの」と考えられ、取ってしまえば「風邪をひきにくくする」と言われていました。ところが2018年にデンマーク、オーストラリア、米国の共同研究から発表された内容は、子供の時に扁桃腺をとったグループがとっていないグループに比べて上気道の疾患にかかるリスクが約2～3倍増加するというものでした。10年から30年という長い期間で見た場合、扁桃腺をとることが将来の免疫機能の低下に繋がる可能性が示されたということになります。この研究では、手術は呼吸器疾患、感染症、アレルギー疾患の長期的リスクの増加につながったことが明らかになりました。扁桃は大切な器官なのです。

同じく30年くらい前までは虫垂炎（盲腸）で入院、手術を受ける人は近所や職場で多く見られました。日本では新人の外科医が初めて人のお腹をあける、開腹手術デビューの症例だったと聞いたことがあります。

私の妻はなんと4歳の時に盲腸を取っています。その当時は子供が「おなかが痛い」と言ったらすぐに盲腸摘出でした。医師にとってのドル箱だったと思います。ドイツ西北部のライン河畔にあり、ヨーロッパ最大の大炭鉱であるルール炭田を中心としたルール工業地帯で炭坑の坑木にトウヒ（針葉樹）が大量に使われていました。そこに隣接し、私の育ったザウアーラントの森林は医師が購入してトウヒの森に変わり、世間では「盲腸の森」と呼ばれていたことを今でも覚えています。

しかし、２０１４年にそれまで「無用の長物」と考えられていた虫垂のリンパ組織が、粘膜免疫で重要な免疫グロブリン（Ig）Aを産生しており、腸内細菌叢《そう》の制御に関与していることを、大阪大学の研究者が初めて突き止めたそうです。

ここまで科学とかけ離れた感のある話をしてきましたが、現代の科学に軸足を置いたパウル・シュミットのバイオレゾナンスの効果の検証も行われています。

次に臨床試験と研究室での試験結果を載せます。

バイオレゾナンス実践機の効果の科学的検証

パウル・シュミット式バイオレゾナンスの二重盲検無作為化試験は54名の被験者について２０１９年５月から12月までの期間に実施されました。

被験者の内訳は男性17名、女性37名、年齢は27〜84歳で、プラセボ群が中央値でおよそ5歳、実機群より若い結果になりました。プラセボ機は肝心のダイポールアンテナが装備されていないだけで、外観、操作面とも、実機群と全く同じに作られていました。

最終報告で出された臨床研究の結果は、パウル・シュミット式バイオレゾナンス実践機が、その使用において安全で、効果がある、ということでした。

最終報告書には、次のような結果が書かれています。

「プラセボ群のNDI（首障害インデックス）では、何の変化も見られなかったが、実機群では、NDIにはっきりした改善が見られた。（有意差 p＜0・001）」

「うなじの痛み、頭痛、背中の痛み、肩の痛みと凝りの場合、プラセボ群でははっきりした改善がなかった。一方、実機でトリートメントすると、すべての変数がはっきりと改善された。」

「肉体的能力に関しては、プラセボ群でははっきりした改善がなかったが、実機群では、すべての変数にはっきりした改善が見られた。」

「SF－36パラメータ（健康に関するアンケート）に関しては身体の機能能力、身体の日常役割機能、体の痛み、全般的な健康感、活性、社会的機能能力、感情的役割機能、心理的な心地よさが、プラセボ群でははっきりした改善がなかった。しかし実機群では、すべての変数がはっきりと改善された。」

全体としては、被験者がそのトリートメントを他の人に勧めるか、という質問が、はっきりとした違いを見せた。実機群の被験者はすべてこれを肯定し、プラセボ群では肯定した被験者は約四分の一であった。」

「またさらに、試験対象の実機が、安全な機器であることも確認された。この臨床研究の結果に基づき、そして使用説明書に基づき、この臨床研究では、実機の安全性を下げるような、よくない効果は何も確認されなかった。全体として、この機器の安全性が高いことが確認された。使用説明書に従って使われた場合、この機器が安全であることが証明された。」

この臨床試験は、ドイツの臨床研究の記録簿German Clinical Trials Registerでも公表されています。

www.drks.deで、研究結果を見ることができます。

パウル・シュミット式バイオレゾナンスとその有益な効果について

学術雑誌：Advances in Bioengineering & Biomedical Science Research
ISSN: 2640-4133
著者：Peter C. Dartsch, Dietmar Heimes
掲載：２０２２年８月３日　査読付き論文

要約

腸の上皮は、わずか1層の細胞層であるが、２つの重要な役割を担っている。第一は、腸管内腔の内容物と体の他の部分との間に物理的な障壁を作ることである。もうひとつは、腸管内腔から必要な栄養素を効率よく吸収し、粘液、抗菌ペプチド、保護作用と免疫調節作用を持つサイトカインを産生することである。

したがって、バリア機能の低下は、腸だけでなく、全身の健康に影響を及ぼす可能性がある。

本研究では、バイオレゾナンス周波数スペクトルを照射するために開発されたバイオレゾナンス・デバイスを使用することで、バリア機能の完全性を促進し、維持するかどうかをインビトロで調査した。

腸管上皮細胞（IPEC-J2）を、ダイポールアンテナシステムを搭載したバイオレゾナンス・デバイス（verum＝本物）に曝露してから、微小孔のあるトランズウェルプレート上で培養し、腸管バリアを構築した。対応するコントロールの培養物は、ダイポールアンテナシステムを搭載していない非動作状態のバイオレゾナンス・デバイス（placebo＝プラセボ）に同じように曝露された。

経上皮電気抵抗は、腸管バリアの完全性の指標として測定された。

その後、両方のバイオレゾナンス・デバイスから構築された腸管バリアを500μM（マイクロモル）と1000μMのH^2O^2（過酸化水素）に30時間暴露し、経上皮電気抵抗を再度測定した。

さらに、酸化ストレス条件下における腸管上皮細胞の再生過程に対する両バイオレゾナンス・デバイス（verumおよびplacebo）の効果を、無細胞領域の閉鎖性の検討を通じて調べた。

実際に波を照射するバイオレゾナンス・デバイスに細胞をさらすと、非送波のバイオレゾナンス・デバイスに比べて腸のバリアが30％以上強化された。

さらに、強化された腸管バリアは、実際に波を照射するバイオレゾナンス・デバイスでは非送波のバイオレゾナンス・デバイスに比べて、500μMのH^2O^2に対して＋20％、1000μMのH^2O^2に対して約＋30％と有意に耐性を示した。

この観察によると、腸管上皮細胞の外傷や損傷後の再生プロセスは、実際に波を照射するバイオレゾナンス・デバイスを使用することで、非送波のデバイスと比較して12％以上再生が促進された。

我々は、実際に波を照射するバイオレゾナンス・デバイスを生体に使用することで、腸管上皮バリアの完全性、機能、再生が改善され、全身の健康が改善、維持される可能性があると結論づけた。

第5章

健康寿命を延ばすための一つの選択

経験報告の前に、2章でも書きましたが不調の原因についてもう一度、視点を変えて書きます。繰返しでしつこいなと思われるかもしれませんが大事なことですので、もうしばらくお付き合いください。

からだの不調と衣食住

私たちは調子が悪いと感じたときや健康診断の結果が思わしくなかったときに、まず頭に浮かぶのは食生活の改善、ということではないでしょうか。確かに飲食が一番の改善すべき点であることは間違いないのです。ただ、これだけでは調子が戻らないことを私たちは経験したこともあると思います。それは何故でしょうか。

私たちが実践しているパウル・シュミットのバイオレゾナンスでは、バウビオロギー（建築生物学）でも取り上げられている住まいの問題に注意しています。

ジオパシー（地球放射線）一般に知られていない大地からの放射

地球放射線は水脈、断層、広域碁盤目、洞穴等から地表に向けて放射される自然界の一種の電磁波です。ジオパシー（大地の病原性）とも言います。ジオパシーが人の身体に与える負担をジオパシック・ストレスと称しています。

ヨハン・ブルガー氏がまとめた資料によれば、広域碁盤目は医師エルンスト・ハルトマンが発見し（1954年）、著書「Krankheit als Standortproblem」（場所の問題としての病気）に詳しく述べられている研究で、ハルトマン・グリッドは地球の磁場と関連しています。

斜め碁盤目と言われるカリー・グリッドの名前は、1899年にミュンヘンで生まれ、本の執筆や発明にも熱心だったアメリカ人のマンフレッド・カリー博士に由来しています。

オットー・ベルクスマン博士がウィーン大学で行った科学的研究プロジェクト（1

989年）の成果は、1990年の著書「リスクファクターとしての場所」で発表されました。参加した被験者は985人、16項目の検査が行われ、集められた測定データは5万を数えます。

医学博士ルドルフ・ケスラーと自然療法士で地質学研究家のアンドレアス・コプシナは52人の患者についてジオパシーの研究を行いました。

もう一つの研究「ジオパシック・ストレスの病原性」は、代替療法家でありジオパシーの専門家であるアンドレアス・コプシナが、自然療法士のウォルフガング・ダウンとウルズラ・ダウンと協力して、8200人の患者に対して行ったものです。

この2つの研究は、慢性的な病気や再発を繰り返す病気が、寝室でのジオパシーの存在と直接関係していることを明確に証明するものです。

パウル・シュミットはもともと電気・ガス・水道・光ファイバーを埋設するための細いトンネルを掘るボーリングマシンを発明し、その製造会社（トラクトテヒニーク社）を経営していました。仕事上、大地の断層や被圧下の水脈に関心がありヨーロッパでは古くから言われている〝癌の家〟が断層や水脈、広域碁盤目の上に建てられているケースを目にしていました。

ジオパシーについて調べている中で、人体には、血液・体液の他に別の流れがあるのではと気づいたそうです。東洋医学でいう「気・血・水」の気です。この「気・血・水」は身体を循環しています。滞りなく流れなければならないのに、詰まったり滞留するとからだの不調につながります。

断層や水脈、広域碁盤目が癌だけに影響するわけではありません。ドイツのバイオレゾナンスの専門家がよく言うのが、水脈や断層などの影響で関節に痛みを感じたり子供に学習障害が出たりすることもあると言われています。

また、大地からの放射が一定の方向に連なったところを「刺激帯」と呼んでいます。刺激帯がからだにとって負担になるのは人間だけではありません。動物や植物にはそれを嫌うものと、逆に好むものが存在します。犬、馬、牛、鶏は刺激帯を嫌い、猫、モグラ、フクロウは刺激帯を好みます。植物の世界ではりんご、バナナ、殆どの穀類、松、ブナは刺激帯を嫌い、栗、多くの薬草、桜、かえで、竹は刺激帯を好むと言われています。

刺激帯の存在はバイオレゾナンス実践機で確認できます。

電磁波について

電磁波が身体に負担を与える、ということは殆どの人が「初めて聞いた」と仰います。

私たちがここで言う電磁波は5つのグループに分けられます

①交流電場

電気製品が壁の電源コンセントにつながっていると電源スイッチを切っていても交流電場が存在している可能性があります。延長コード、OAタップも同様です。

②交流磁場

電気製品の電源スイッチをオンにして回路に電気が流れると交流磁場が発生します。

③高周波

空間を飛んでくる電波で周波数300メガヘルツから30ギガヘルツ、又はそれ以上のマイクロ波、ミリ波。

④直流電場

カーテンやカーペット衣類に生じる静電気や雷があります。

⑤直流磁場

地球に存在するN極・S極やEV（電気自動車）の充電ステーションに発生します。

からだにかかる負担の大きさを考えると上記①～③について工夫をすれば、より快適な生活を送れると考えます。

電磁波ストレスをできるだけ少なくするには

1点目は、からだにかかる負担は覚醒時よりも就寝中が大きいと言われています。配電盤のブレーカーに主幹ブレーカーと子ブレーカーが用意されていて、かつ、寝室に限った子ブレーカーがあれば、寝る前にそのブレーカーをＯＦＦにすると、きっと静謐な雰囲気を感じ、快適な睡眠が得られることでしょう。

2点目は壁の電源コンセントにつないで使う電気製品にはスイッチを切っていても交流電場が存在していることが多いです。使っていない電気製品はスイッチを切るだけでなく、電源コンセントからプラグを抜いておきましょう。

3点目は一般的に電気製品から1m離れると交流電場・磁場の影響はずっと小さくなります。特にベッドや布団から1mの範囲内は充電中の携帯電話を含めてフリーにしておきましょう。

ワイヤレスLAN、WiFiのルーターは24時間電波を発信しています。就寝中はスイッチをオフにするか、寝室からできるだけ離れたところに設置しましょう。アパートやマンションにお住まいの方は、隣の世帯との壁の向こう側に電気製品が置かれていることを仮定して、ベッドや布団の配置を考えましょう。

4点目は、デジタル・コードレス電話や携帯電話はハンズフリーでの通話をお勧めします。コードレス電話の親機は一般的に24時間電波を発信しています。親機の受話器がコードでつながれている場合は電波だけではなく交流電場も受話器に生じています。この場合は親機ではなく子機をハンズフリーで使う方がベターです。

電磁波は危険！と思っている方も電気のない生活は望んでいないでしょう。ガスも吸えば危険、引火しても危険です。電気製品を上手に使いましょう。

高周波（電波）についてWHOの動きに関するロイター通信の記事とドイツ連邦放射線保護局の見解を追記しておきます。

かなり長くなりますが、大事なことです。ぜひお読みください。

携帯の電磁波に発がんリスクの疑い＝WHO専門機関

2011年に世界保健機関（WHO）の専門機関、国際がん研究機関（IARC）は、携帯電話の頻繁な利用によって特定の脳腫瘍が引き起こされるリスクが高まる恐れがあるとの見解を示し、消費者に対し影響を最小限にとどめるための措置を講じるよう促しました。

14カ国の科学者31人から成るＩＡＲＣのチームは、携帯電話が健康に与える影響について入手可能な全ての科学的証拠を調査。その結果、携帯電話の使用について、5段階で示される発がんリスクのカテゴリーで、上から3段階目となる「発がん性が疑われる（possibly carcinogenic）」に位置づけました。

このカテゴリーには他に鉛、クロロホルム、コーヒーなどが含まれます。

調査チームは、より明確な答えを得るには長期間にわたる詳細な研究が必要とした上で、今回の判断を受けて、ＷＨＯが携帯電話の使用に関するガイドラインを見直す可能性があるとの見方を示しました。

ＷＨＯは過去に、携帯電話の使用とがんの関係を示す明確な証拠はないとの見解を示していました。

ＩＡＲＣのチームを率いたジョナサン・サメット氏は電話会見で、原則的に関連する全ての証拠を調査した結果、携帯電話の電磁波について発がん性が疑われるとの判断を下したと説明。一部の証拠では、携帯電話の使用と神経膠腫（グリオーマ）と呼ばれる脳腫瘍のリスク増加との間に因果関係が示されたと述べました。

携帯電話の発がん性をめぐる調査では、これまで明確な因果関係が示されていませんでしたが、同年の米国の研究では、携帯電話の使用が脳細胞の活動に影響を与えると指摘しています。

ＩＡＲＣのディレクターを務めるクリストファー・ワイルド博士（Dr. Christopher Wild, Director, IARC）は、特に長期間にわたる携帯電話の頻繁な利用について、一段の調査が行われることが重要と指摘。「さらなる調査結果が明らかになるまでの間は、携帯電話のハンズフリー機能やメール機能を用いて（脳への電磁波の）影響を軽減するなど、実際的な取り組みを行うことが大事だ」と述べています。一方、業界団体はＩＡＲＣの報告に反発しています。

スマートフォンやタブレットを使用する際のポイント

ここからは、ドイツ連邦放射線保護局の見解とアドバイスです。

スマートフォンは従来の携帯電話と同様、言葉とデータを伝送するために、高周波の電磁場を使います。スマートフォンは携帯無線の接続のほかに、無線LAN(WLAN・WiFi)も使うことができます。

タブレットにも同じようなことが言えます。これはWLAN接続のために、高周波の場を使い、携帯電話の機能も内蔵していることが多いからです。

最新の科学技術の知識によると、無線通信によって健康に害があることはない、とされています。しかし長期的な影響について最終的な判断を下すには、この技術はまだ新しすぎます。子供に与える影響に関しても、すべての質問に対して最終的な回答が出されているわけではありません。そのためドイツ連邦放射線保護局はこの分野に関し、さらに研究を進めるよう援助し、使用者が予防を怠らないよう喚起しています。

購入の際はSAR値に注目しましょう

購入の際にSAR値（specific absorption rate＝比吸収率）が低いことに気をつければ、さらされる電磁場をより弱いものにすることができます。ドイツ連邦放射線保護局は、市場で購入可能な携帯無線機（携帯電話、スマートフォン、タブレット）のSAR値を把握しています。SAR値が1キログラムにつき0・5ワット以下であれば、「携帯電話を頭部に当てて」使用する場合、その機器は放射が少ないとされています。現在入手可能なスマートフォンの41パーセントは、そのようにして使用する場合、「放射が少ない」というランク付けになります。現在市場で入手可能な携帯電話機のSAR値は、www.bfs.de/sar-werte-handy上で公開されています。日本の携帯電話各社もSAR値をウェブ上で公開しています。

その表には、機器を体に装着している場合（body worn）のSAR値も掲載されています。製造者側から公表されている限りでは、その場合の測定距離も出ています。1キログラムにつき2ワットという最高値は、機器を体につけて使用する場合にも、守られなければなりません。以前の測定基準はその際に、2・5センチまで離すことが可能でした。しかし実際に使用する場合、体と機器の距離は2・5センチよりも小さいことがよくあります。EU委員会の2016年4月の決定により、それ以来携帯電話機製造者は、体でのSAR値を統一した（もっと小さい）0・5センチという距離で調べなければなりません。それによって生じるより強い場の値が、把握されるようになりました。また製造者が突き止めたSAR値を、比較できるようにすることが要求されていましたが、それも満たされたのです。

タブレットに携帯電話の機能が搭載されている場合は、やはりそれもSARの最高値を超えてはなりません。

自分が電磁波にさらされる度合いを下げる

自分で適切な行動をとることにより、エレクトロスモッグにあまりさらされないようにすることができます。携帯電話を使って電話をする際に勧められることのほかに、スマートフォンとタブレットのためには、次のような特別なヒントがあります。

・ヘッドセットを使って電話をしましょう。それはスマートフォンでも従来の携帯電話でも同じです（ただし、ヘッドセットのコードが、内蔵アンテナに触れないように使うことが大事です）。

・ネットサーフィンやEメールを受信するのは、可能な限り受信状態が良い時、あるいは無線LAN（WiFi）を使える時だけにしましょう。無線LANでは送信能力は通常、無線規格のUMTS（3G）、GSM（2G）、LTE（4G）よりも低くなっています。

・Eメールは必要なときのみ、手動で受信するようにしましょう。

・電話をしながらEメールを受信することは避けましょう。自分が特に高周波の場にさらされないようにしたければ、背景にあるデータの送受信を止めましょう。
・スマートフォンを体に携帯する際は、メーカーが表示する最低距離に注意してください。場合によっては、購入の際にそのためについていた携帯するための付属品を使ってください。シャツの胸ポケットに入れることを避けましょう。
・タブレットやスマートフォンでネットサーフィンする際には、機器を体から十分に離しましょう。距離が大きくなればなるほど、体が高周波の場にさらされることがはっきりと減少します。
・購入の際に、SAR値ができるだけ低いことに気を付けてください。

子供とスマートフォンやタブレット

非常に重要なのは、子供たちができるだけこれらにさらされないようにすることです。彼らはまだ発達の段階にあるために、体の反応が大人より繊細である可能性があ

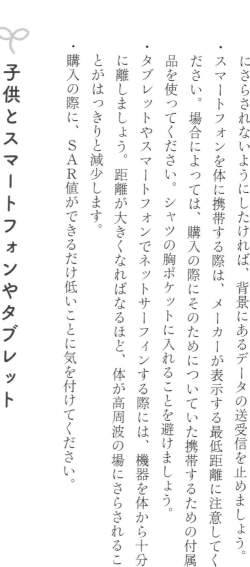

ります。

特に子供と青少年に勧められることとしては、「携帯無線のデータ接続（メール機能）」を消してください。そうすれば子供と電話で話すことができ、その子は家の外でもオフラインでゲームをすることができます。スマートフォンやタブレットで、どうしてもオンラインでゲームをしたい場合は、自宅で無線ＬＡＮ（ＷｉＦｉ）を使用しましょう。ゲームをする時間は、放射という理由からだけでなく、限度を守りましょう。

以上がドイツ連邦放射線保護局の見解とアドバイスです。

話は少し逸れますが、多くの人が苦しんでいるスギの花粉症を考えてみると、急激に患者が増加したのは１９７０年以降です。第二次世界大戦後、林業の復興のために比較的成長の早いスギが大量に植林され、それらが大量に花粉をつける時期と、花粉症患者の増加の時期は合致します。つまり、アレルゲンの量が増えれば、反応する人も増加するのです。

電磁波を発する機器や通信技術は今も盛んに開発され、今後さらに増えていくはずです。それに伴って、電磁波過敏症の人が増加するのは不思議ではありません。自分には関係ないと思っているうちに影響を受けてしまうかもしれません。

食について　解毒の必要性

ここでは食について別の視点で話をしようと思います。別の視点、それは「解毒」です。解毒から食を考えてみます。

私たちのまわりは様々な食材、食品、料理にあふれています。好きなものを好きなだけ食べて、健康でいられたらどれほど幸せな事でしょう。

ですが、現実はそうはいきません。

食べるものではありませんが、タバコの原料はナスやトマト、ジャガイモなどと同様、ナス科の植物に分類されます。

栽培されるタバコの葉には殺菌剤、殺虫剤、水銀、鉛、アルミニウム、ヒ素、カドミウムが検出されています。タバコやほかの植物には、ラジウムとパラジウムの化合物を含むリンの肥料を与えられることが多くあります。肥料は食品基準あるいは薬剤基準に従う必要がなく製造されているので、有害物質を多く含んでしまう結果になっています。

タバコを例にとりましたが、普通に流通している、ほかの野菜、果物も似たようなことが考えられると思います。私たちは最小限の選択はできても完璧に100%安全と言える食材、食品を手に入れることはほぼ不可能だと感じます。では、どうすればいいのでしょうか。

一旦からだに入ってしまった化学物質などの不要なものは速やかに体外へ排出することが大切です。本来、私たちのからだには不要なものを排出する機能があるはずですが、過負荷の状態になっている現代人が多いように思います。

ドイツではＵＢＡ（ドイツ連邦環境局）が、空気や水などの環境やヒト、動物に有害な化学物質等について調査し、結果を公表しています。またＢｆＲ（ドイツ連邦リスク評価機関）は食品の安全性（飼料と化学品の安全性も含まれます）と健康に関する消費者の保護を目的として活動しています。

そのデータとバイオレゾナンス実践機で測定した結果をもとに、からだにエネルジエティックな負担を与える環境の有害物質の例として、農業の分野では非常に残留性の高い農薬リンダン、ペンタクロロフェノール、グリフォサート（ラウンドアップ）やＤＤＴが挙げられます。これらの農薬は使用禁止になっているものもありますが、高い毒性、低い分解性、そして生体内蓄積によって今でも影響が残っています。ＤＤＴは昔の話と思われがちですが、現在でもアフリカやアジア、中南米などの国々では、ハマダラ蚊によって伝染するマラリアの疾患が問題です。そのハマダラ蚊防除にＤＤＴが高い効果があり、また経済性の点からも替わるものがないため現在も制限を設けて使われています。バイオレゾナンス実践機で測定すると今でも多くの人にグリフォサートやＤＤＴがエネルジエティックな負担として出てきます。

バイオレゾナンス実践機で解毒を促すことができますが、場合によっては適切なサプリを併用するとより効果的です。

食について　酸とアルカリのバランス

パウル・シュミットのバイオレゾナンスを実践している専門家によると、酸とアルカリのバランスが取れていない状態は慢性疾患の発症に中心的な役割を果たすといいます。主な原因は、間違った栄養のとり方、ストレス、過度のスポーツなどです。

西洋医学では、この関連性にはしばしば異論があり、高酸血症説の研究は否定される傾向にあるようです。よく使われる議論に、「血液中にアシドーシスは認められなかった（血液ガス分析）」というものがあります。

私たちのからだの中には、胃のように酸性でなければならない領域と、血液、細胞間の液体、肝臓、すい臓、小腸のようにアルカリ性でなければならない領域があります。

毎日の代謝で、からだが排出しきれないほどの酸が出てくると、それを貯めたら内臓の腐食につながるため、生じた酸はカルシウムやマグネシウムなどのアルカリ性のミネラルで中和され、塩《えん》になります。その塩は結合組織の中に押し込まれたり、関節にも貯蔵されたりして、それが関節炎や関節症につながることもあります。澱が集積し、腎石、胆石、膀胱結石になり、血管に溜まって狭窄、高血圧、心筋梗塞や卒中を引き起こすこともあると考えています。

しかし、問題は澱が体内に溜まるということだけではなく、酸を中和するためにカルシウム、マグネシウムといったミネラルが骨、軟骨、歯、結合組織、腱など、ミネラル物質を多く含む組織から吸い取られることを意味します。

ですから、過酸の原因となる肉、魚、卵などの動物性たんぱく質、牛乳とほとんどの乳製品、ソフトドリンク、保存料・色素・調味料、甘味料、ストレス、過度のスポーツなどを控えることが勧められます。

と言っても、私自身は好きなものを好きなだけ食べたいので、普段から野菜を多く食べるとともにサプリの助けを借りています。

身につけるものにも注意が必要

パウル・シュミットのバイオレゾナンス実践機で調べてみると、天然素材のコットン、ウールなどの衣料品はからだに負担がかかりませんが、合成繊維製品、とくにそれが高機能であればあるほどエネルジェティックな負担が大きいことが分かります。

メガネのフレームも金属製だと電磁波を呼ぶから使用を避けている人を見かけますが、あるドイツの専門家曰く、それよりも加工度の高い金属や樹脂、プラスチック製フレームの方がエネルジェティックな負担が大きいとのこと。彼は特別な加工をしていないメタルフレームのメガネをかけています。

バイオレゾナンス実践機を使った経験報告

ドイツにはHeilpraktiker（ハイルプラクティカー）と言って国家資格を持つ自然療法士がいます。パウル・シュミットのバイオレゾナンスを実践している医師、自然療法士の経験報告をいくつかご紹介します。

これらの経験報告はドイツの自然療法法士ミヒャエル・ペーターセン氏が後述のウェブサイトを用意して、パウル・シュミットのバイオレゾナンスを中心に据えて診療を行っているクリニック、治療院の先生方のレポートを紹介しています。

接触アレルギー

皮膚のアレルギーが、ゆっくりとそして段々に治まってきた。

57歳、男性、Ⅳ型アレルギー、卒中の病後の状態、抑鬱症と診断される。長年、接触アレルギーに悩まされ、手が常に腫れた状態。皮膚に痛みと出血を伴う傷が開いていた。そのため手を動かすことが、非常に困難だった。また、やる気がなく、疲れていて、記憶力が低下していた。バイオレゾナンス実践機で見つかったエネルジェティックの障害を取り除くトリートメントをした。本人が小型の実践機を持っていたので自宅でのトリートメントもできた。具体的な期間は報告にないが、段々に良くなっていき、今では傷が閉じて皮膚が柔らかくなり、手を動かすことができるようになった。

報告：Susanne Kimmerle（ズザンネ・キンメルレ）、自然療法士、ロイトリンゲン在住

甲状腺 ― 体重増加、橋本病

集中力が改善し、仕事の能力が再び上がった。
28歳、女性、事務職
TSH4・06μU/ml、甲状腺縮小（5ml）を伴う甲状腺機能低下症、橋本病の疑い。
体重増加、集中力が出ない、疲れ、落ち込み、リビドーの減退。

バイオレゾナンス実践機で見つかったエネルジェティックの障害を取り除くトリートメントをした。さらにジオパシー（水脈、断層、広域碁盤目）の負担を測定した。住空間調整器を設置。一か月半すると、TSHが3・57に、さらに一か月半後には、1・03。疲れなくなり、仕事に集中できるようになった。体重は少し減少した。

報告：Jutta Kohzer（ユッタ・コーツァー）、ザウアーランドピラミッドのトリートメントセンター

貧血 ― 鉄分不足による

貧血のあるクライアントの血液検査の結果が正常化

52歳、女性

明らかな鉄分不足がある貧血。フェリチン Ferritin<6μg/l（標準10―291）、ヘモグロビン9.6g/dl（Norm 12―16）、ヘマトクリット31・2％（標準37・1―47・7）、

ＭＣＶ（平均赤血球容量）72.1fl（標準81・５―97・３）、ＭＣＨ（平均赤血球ヘモグロビン濃度）22.2pg（標準27・６―32・７）、ＭＣＨＣ（平均赤血球ヘモグロビン量）30.8g/dl（標準32・１―35・１）。

このクライアントには何年も貧血がある。疲れやすく力が出ない。少し無理をすると必ず呼吸が速くなり、呼吸困難に至ることもある。牛乳アレルギー。そのほかには筋肉と関節に痛み。バイオレゾナンス実践機で見つかったエネルジェティックの障害を取り除くトリートメントをした。

通常１か月に１回のトリートメントの期間、次第に状況が改善していった。７か月後には、すべての領域で、血液値が正常化した。肉体的な問題がなくなった。牛乳の不適合も解消した。

報告：Michael Petersen（ミヒャエル・ペーターセン）、リンダウ・イム・アルゴイ在住

消化 ― 胃と腸の問題

六週間後にはほぼ問題が解消した。

35歳、男性

長い間胃と腸に問題を抱えていた。これは腹痛、膨満、下痢という形であった。その他に、子供の頃から花粉症があった。

病院で腹部超音波検査、胃と腸の内視鏡検査を受けたが所見なし。

バイオレゾナンス実践機で見つかったエネルギジェティックの障害を取り除くトリートメントを行ない、3回目で大きく改善した。その後2回のハーモナイズで終了、計6週間だった。

報告：Christine Storm（クリスティーネ・シュトルム）、ゲルストホーフェン在住

頭痛 ― 締め付けられる頭痛と感覚異常

九カ月で問題が完全に解消した。

50歳、女性：

抑うつ症候群、化学物質過敏症、月経前症候群。血清検査では、ボレリア症感染が示唆された。ヘルペス・ゾスターによる持続的頭痛を伴う脳炎の疑い。甲状腺機能亢進症の疑い。

頭が締め付けられるような非常に強い頭痛。さらに全身、特に頭、あご、腕、手に、むずむずする感じがあった。もうろうとする感じもあった。問題がひどくなったため、看護師の仕事をすることができなくなり、家庭内で問題となった。

バイオレゾナンス実践機で見つかったエネルジェティックの障害を取り除くトリートメントをし、約3カ月後に「突破口」が開いた。この時点から状態は常に向上し、9か月後には問題が完全に解消した。

報告：Michael Binder（ミヒャエル・ビンダー）、アンスバッハ在住

痛み ― 慢性の痛み

長い間悩まされた痛みからほとんど解放された。

58歳、女性

多発性硬化症、甲状腺一部切除の後の状態、慢性過酸症。

１９９４年来、強くて慢性の痛みを抱えていた。痙攣性の四肢不全麻痺があり、胸郭の領域にひりひりとさすような神経の痛みがあり、それが右三叉神経へと広がり、定期的にモルヒネを含む鎮痛剤を服用することでしか、ある程度まで抑えることができなかった。ほぼ20年の間、痛みのない日はなかった。夜は痛み止めを飲んでも、ほとんど眠ることができなかった。

慢性の痛み、痙攣性の四肢不全麻痺を伴う多発性硬化症は既知であった。エネルジエティックの障害が、代謝と抵抗力の領域にあることが基礎にある。

バイオレゾナンス実践機で見つかったエネルジェティックの障害を取り除くトリートメントは障害が多かったことから非常に長くかかった。その後トリートメントを自宅で就寝中に行うことに切り替えた。

その結果、数週間以内で、禁断症状が出ることなしに、鎮痛剤を止めることができた。もう二年ほど痛みがほとんどなく、たまに痛むときは理学療法、そして時々鍼とバイオレゾナンスで、コントロールできている。生命感ががらりと変わった。

報告：Prof.hc.Dr.hc.Dr.med. Katrin Möller（カトリン・メラー）、ヴェーファーステテットの自身の体験

リューマチ ― 膝関節のリューマチ性関節炎

現在ではほとんど問題がなくなった。

55歳、男性
両側の膝関節のリューマチ性関節炎と静脈瘤。医学的治療としては、痛みのセラピーとＭＴＸの注射が行われた。

8年前から膝関節に痛みがあった。２０１３年に、両ひざ関節にリューマチ性関節炎という診断が下された。そのほかに両脚に目立つ静脈瘤があった。遺伝的体質がある。バイオレゾナンス実践機で見つかったエネルジェティックの障害を取り除くトリートメントを最初の数週間は週に一回行った。そのあと5か月間、ホームトリートメントをし、四週間ごとに治療院でコントロール検査。バウビオロギー（建築生物学）で眠る場所を分析し、住空間を改善した。今ではほとんど問題がなくなり、友人と定期的にサッカーができるほどになった。関節の問題がほぼなくなったことから、医師の判断により、ＭＴＸの治療は終了した。

報告：Petra Ehrhardt（ペトラ・エアハルト）、ベルリン在住

ホルモンシステム ― 子供を授からない

2か月後には調子がよくなった。今では幸せな父親となっている。

38歳、男性

精子過少症、精子の質がよくない。鉄分不足による貧血。今まで父親になることができず、悩んでいた。また乾癬による発疹があり、部分的には非常に痛い炎症を起こしていた。脚には痛みを伴う静脈瘤があった。

バイオレゾナンス実践機で見つかったエネルギェティックの障害を取り除くトリートメントを週に一回行い、2か月後には調子がよくなった。今では幸せな父親となっている。

報告：Kerstin Peuschel（ケルスティン・ポイシェル）、パウル・シュミット・クリニック

出典：M+V Medien- und Verlagsservice Germany
https://www.bioresonanz-erfahrungsberichte.de/jp/

ここで、私の知人の経験をお伝えします。

原因が分からなくても薬を出されれば、良くなったらそれでよい、と多くの人がそれを飲むでしょう。

でも、ここで精密検査や手術と言われたらびっくりします。

私なら「ちょっと待って、ほかに方法はないのかな」と心の中で思ってしまいます。

実は以前、私の知り合いの男性が32歳で重い貧血になりました。

それは2014年秋のこと、鏡に映った自分の顔に血の気がなかったことに驚いた。後から会社の同僚にも指摘された。翌年の1月に不調を感じてクリニックで血液の精密検査を受けた。翌日呼び出しがあって、すべての血液成分が基準値の半分以下という結果により、即入院を勧められたが、入院したら何をされるか分からず怖かったので、一旦保留にした。

落ち着いて考えてから、自宅から遠方で迷ったが、痛い思いをすることがない、服を脱ぐ必要もないこともあって、パウル・シュミットのバイオレゾナンスを実践しているクリニックへ行くことにした。バイオレゾナンス実践機での測定で、潰瘍性大腸炎の疑いが見つかった。実践機によるハーモナイズを中心に漢方薬も処方された。

初めのうちは週に1回通院し、1日おきにホームトリートメントを行った。通院の回数は徐々に減り、2016年5月に最終的なOKが出た。本人も復調を実感したが、バイオレゾナンス中心のケアだったので念のため、別の病院で大腸内視鏡検査を受けた結果は問題なしだった。

日本人の彼は自分で別の方法を決断してよかったと、安堵の気持ちでいっぱいでした。

また、私の友人で、バイオレゾナンス実践機を自宅で利用している男性がいます。

彼は生命保険に入るために指定のクリニックで健康診断を受けたところ、尿潜血が陽性で膀胱がんの可能性もあるため、精密検査が必要と診断されてしまいました。

医師から病院の紹介状を書くと言われましたが、そのつもりがなかったので、断って帰宅したそうです。

その後、4か月にわたりバイオレゾナンス実践機でハーモナイズを続け、病院で半日ドックを受けたところ、何も問題は指摘されませんでした。

翌年、無事に生命保険に加入した彼は、3年ぶりに半日ドックを受診しました。結果には「C12（要1年観察後再検査）」が3項目ありました。一つは肺、幼少期に肺炎にかかった痕跡の指摘でした。二つ目は胃の上部にポリープの所見。3つ目はLDLコレステロールが150mg/dLとやや高めというものでした。

それでも彼は再検査には行きません。今では、1・2か月に1回バイオレゾナンス実践機の自動測定をして、その結果をもって、自宅でホームトリートメントをしています。

バイオレゾナンスの新しい使い方

2021年秋にRAHベースの自動測定システムが完成、より詳細なエネルジェティックの状態を30分から1時間弱で自動測定できるようになりました。

まず、エネルジェティックな負担の大きい臓器・器官がピックアップされます。それから原因指向の詳細テストに入ります。測定ではチャクラをはじめエネルジェティックの状態、電磁波ストレス、水脈・断層などによるジオパシック・ストレス、酸とアルカリのバランス、微量元素・ビタミン・腸内有用菌、重金属・化学物質、酵素、アミノ酸、そして細菌・ウイルス・寄生虫・真菌、精神的影響が原因のエネルジェティックな負担の有無を調べます。

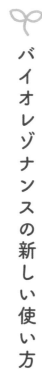

続いて推奨される70分のハーモナイズ・プログラムが自動的に組まれます。

自分の健康を後回しにしてしまいがちな立場の方や、毎日忙しく働いている人の中には、定期的に自動測定をして、その結果を自宅で就寝中にホームトリートメントをしている方が多くいらっしゃいます。健康維持が効率よく図れると思います。

ここまで寄り道をしながらパウル・シュミットのバイオレゾナンスについてお話ししてきました。最後に私が出会った数多くの実践者の一人の言葉をご紹介します。

マンフレッド・デーネケ氏はスポーツ医学が専門で、長年ドイツ軍のスポーツトレーナーを務めていました。彼は「科学的なアプローチをして具合が思わしくないよりも、解明途上のアプローチだけれど健康である方をとる」と明言しています。

おわりに

1994年秋に日本の友人がバイオレゾナンス実践機のメーカーを訪れました。その会社は私の幼馴染みが代表を務めていました。当時のバイオレゾナンス実践機は手動式が中心で、パソコンもどきの自動式がちょうど出来上がった時でした。会社が2023年に創業40周年を迎えられたことは、パウル・シュミットのバイオレゾナンスが結果を出し、それを認めて実践してきた多くの人たちの歴史でもあります。

そんな経緯から私は4冊目の本を書くことになったのです。

西洋医学の世界にどっぷり浸かって仕事をしていた私は西洋医学の素晴らしいところも見聞きし、自ら体験もしました。でも、十分ではない点があることも承知しています。パウル・シュミットのバイオレゾナンスはそこを埋めることができる、と私は確信しています。

ポータブルのバイオレゾナンス実践機を利用している人の約9割は一般の個人です。ですから、クスリや手術を避けてほかの可能性を探している人にはぜひ、このような方法もあることを知っていただけたら嬉しい限りです。

なお、バイオレゾナンスという言葉は広く使われるようになりました。その内容は様々です。本書ではパウル・シュミットのバイオレゾナンスについて説明しました。

日本では、一般社団法人 ドイツ振動医学推進協会日本支部（https://www.shindo.ne.jp）が推進活動を行っています。パウル・シュミットのバイオレゾナンスに異論のある方もいらっしゃると思いますが、日本支部では見解の相違による議論はいたしません。予めご了承ください。

最後までおつき合いいただきありがとうございました。

本書の執筆にあたり多くの方々の助力を得ました。特に編集を担当された株式会社イースト・プレスの中野亮太さんには、多くの日本の事例や資料をご提供いただきました。ありがとうございました。

多くの人が微細波の存在に気づき「自分の体を自分で診る」スタイルの健康法を実践してもらえるように願い「おわりに」の言葉とさせていただきます。

著者

参考文献

Symphonie der Lebenskräfte (Paul Schmidt / RAYONEX Schwingungstechnik)
Bioresonanz nach Paul Schmidt 4.Auflage (Dietmar Heimes / Spurbuchverlag)
Advances in Bioengineering & Biomedical Science Research ISSN: 2640-4133
Paracelsusmedizin (Olaf Rippe / AT Verlag)
The Rejuvenation Enzyme: Reverse Ageing, Revitalize Cells, Restore Vigor (Hiromi Shinya / MillichapBooks)
RISIKOFAKTOR STANDORT (Otto Bergsmann / FACULTAS Universitätsverlag+Buchhandlung)
Vom Schmerz zur Heilung (Michael Petersen / tredition)
Säure-Basen-Balance (Jürgen Vormann / Gräfe und Unzer Verlag)
Die Pflanzen der Kelten (Wolf-Dieter Storl / MensSana)
Niederenergetische Bioinformation (P.C. Endler, A.Stacher / FACULTAS Universitätsverlag)
BIORESONANZ ursächlich und nachhaltig (Karin Schußmann)
Stress durch Strom und Strahlung (Wolfgang Maes / Institut für Baubiologie + Oekologie IBN)
Die ESSENS FÄLSCHER (Thilo Bode / Fischer Taschenbuch Verlag)
Original Säure-Basen-Haushalt (Michael Worlitschek / Karl F. Haug Verlag)
Natürlich gesund durch Säure-Basen-Gleichgewicht (Robert Bachmann / TRIAS Verlag)
Vitalstoffe & Gesundheit (Dieter Henrichs, Angelika Münzel / Verlag und Universitätsdruckerei Wolf & Sohn)
Die Vitamin Bibel (Earl Mindell / Wilhelm Heyne Verlag)

「原因思考《げんいんしこう》」の健康改革《けんこうかいかく》

西洋《せいよう》医《い》学《がく》とはことなる道《みち》を探《さが》しているあなたへ

2023年11月15日　第1刷発行

著　者　ヴィンフリート・ジモン
監　修　ケルスティン・ポイシェル
デザイン　藤塚尚子（etokumi）

発行人　永田和泉
発行所　株式会社イースト・プレス
〒101-0051
東京都千代田区神田神保町2-4-7　久月神田ビル
Tel：03-5213-4700
Fax：03-5213-4701
https://www.eastpress.co.jp
印刷所　中央精版印刷株式会社

ISBN 978-4-7816-2218-7